口腔ケアでがん治療はグッと楽になる

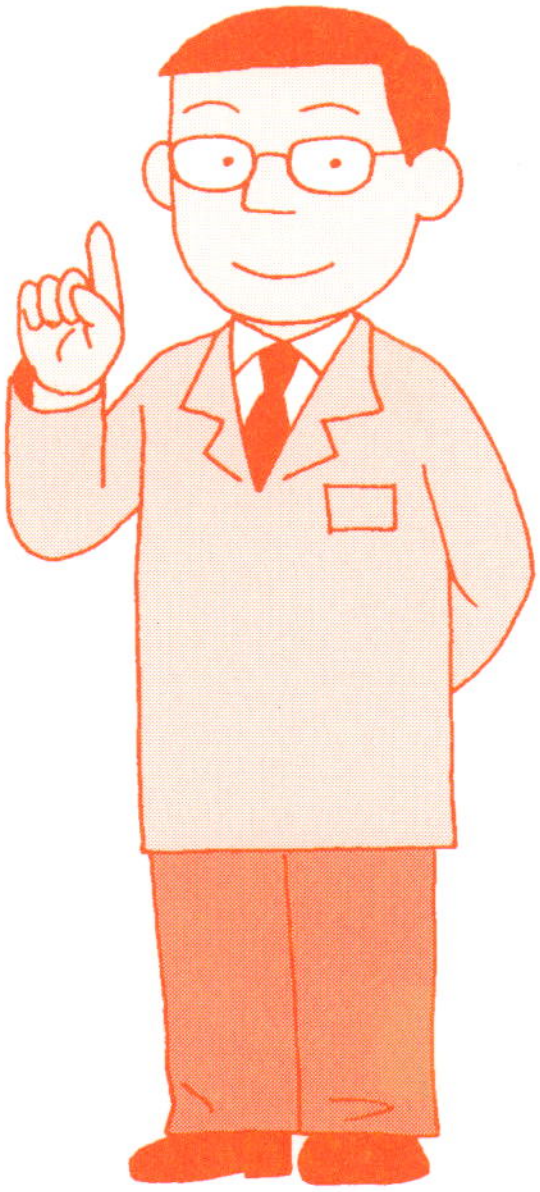

[監修]
百合草健圭志
Takashi Yurikusa
静岡県立静岡がんセンター
歯科口腔外科部長

健康ライブラリー
スペシャル
講談社

まえがき

抗がん剤や放射線などによるがん治療では、口内炎をはじめとしたさまざまな口のトラブルが起こることが知られています。

疲れやビタミン不足などが原因とされる日常の口内炎とは異なり、がん治療による口内炎は口の中の広い範囲に腫れやただれが起こります。

痛みが強いことも特徴で、口内炎による痛みで食事はもちろん、水すら飲めなくなることもあるのです。食事が摂れなければ、当然、体力の低下につながります。また、口内炎を起こしたところから体の中に細菌が侵入し、敗血症（血液に細菌が入って全身に回り、最悪の場合死に至る病気）になることもあります。

口内炎のほかにも、口の中が乾きやすくなり、会話がしにくくなる、食べ物が飲み込みにくくなるといったことも起こります。

このようなトラブルは患者さんに苦痛をもたらし、さらにはがん治療の継続さえ難しくするという事態を引き起こすのです。やっかいなトラブルを回避するためには、適切な口のお手入れ（口腔ケア）を行うことが重要です。

現在のがん治療では、単にがんを治すだけではなく、患者さんやご家族の負担を減らし、苦痛を軽減する、「支える治療」が重視されるようになってきています。それが「支持療法」です。口腔ケアもこの支持療法のひとつです。

適切な口腔ケアを行うことで、がん治療にともなう口のトラブルは予防・軽減できます。それが治療の継続にも大きく貢献するのです。

本書では、がんの治療で起こる口のトラブルとそのセルフケアの方法を、イラストを豊富に交えて詳しく説明しています。今や口腔ケアなくして十分ながん治療は行えません。そして口腔ケアは、がん治療の副作用を予防するためにできる、数少ないセルフケアのひとつです。

これからがんの治療を始める方、そして現在がんの治療による口のトラブルに悩んでいる方、さらにはそのご家族も、本書を参考に口腔ケアに取り組んでいただけたらと思います。本書が、患者さんとご家族の一助となることを願っています。

静岡県立静岡がんセンター歯科口腔外科部長
百合草健圭志

目次

第3章 どのような口のトラブルが起こるか

第4章 今日から始めよう！ 口のケア

ケーススタディ

どんながんを治療するときも、
口のトラブルが起こる可能性があります。
本編に入る前にその典型例を紹介しましょう。

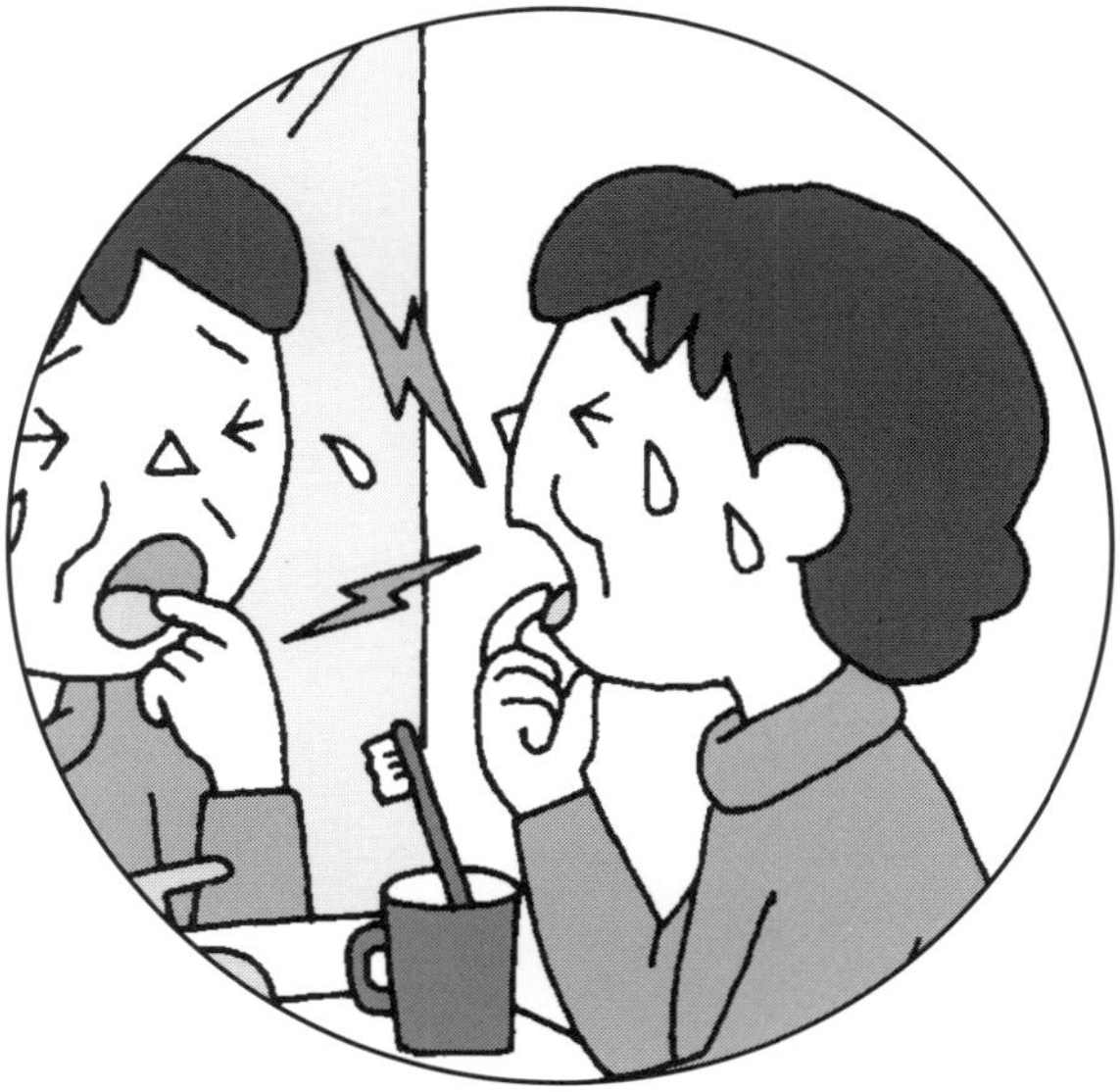

早期の胃がんが見つかった Aさんの場合

【ケース 1】

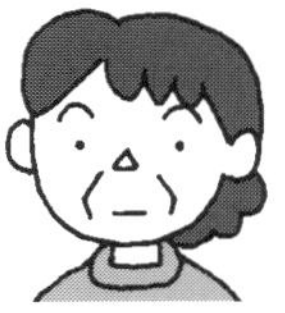

主婦のAさん
(55歳、女性)

1 手術を受けましたが、リンパ節に転移していたことがわかりました

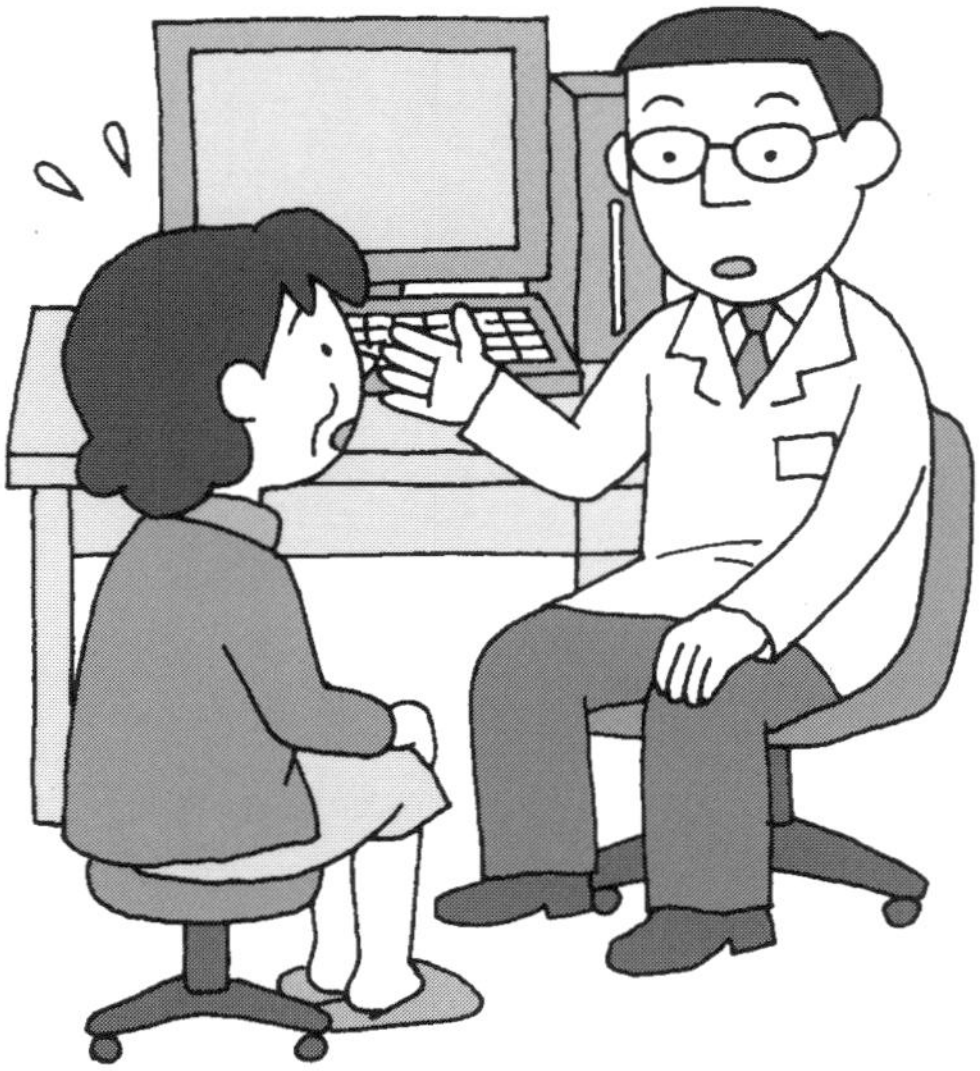

2 通院を続けながら、内服抗がん剤を1年間、服用することになりました

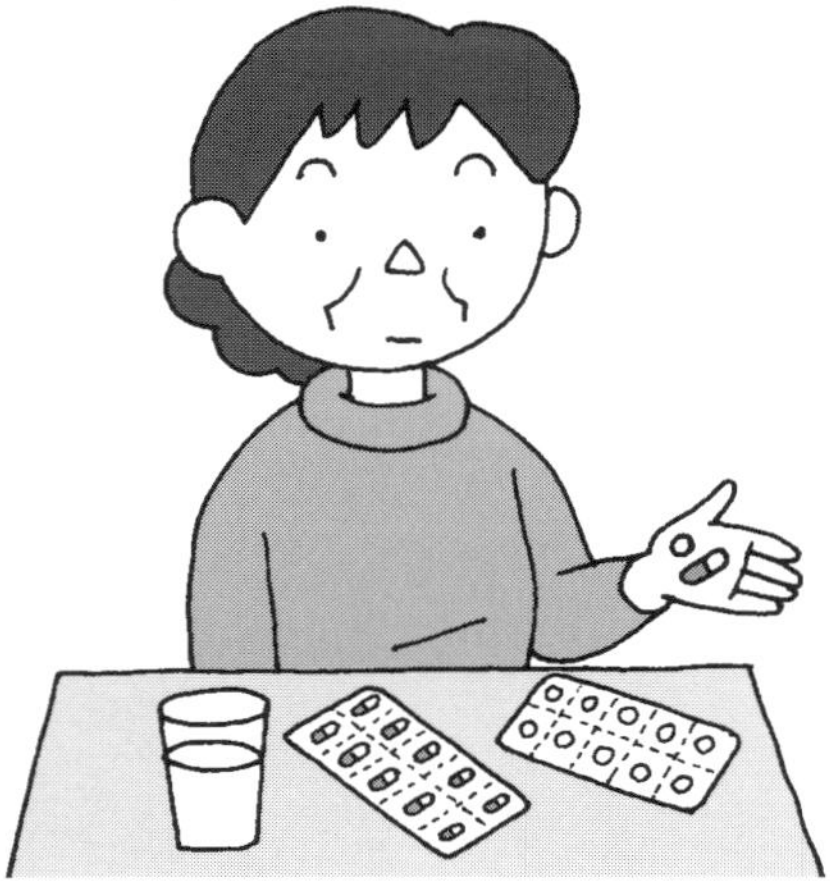

3 ひどい口内炎ができ、2～4週ごとに痛みがピークに達するので、不便を感じています

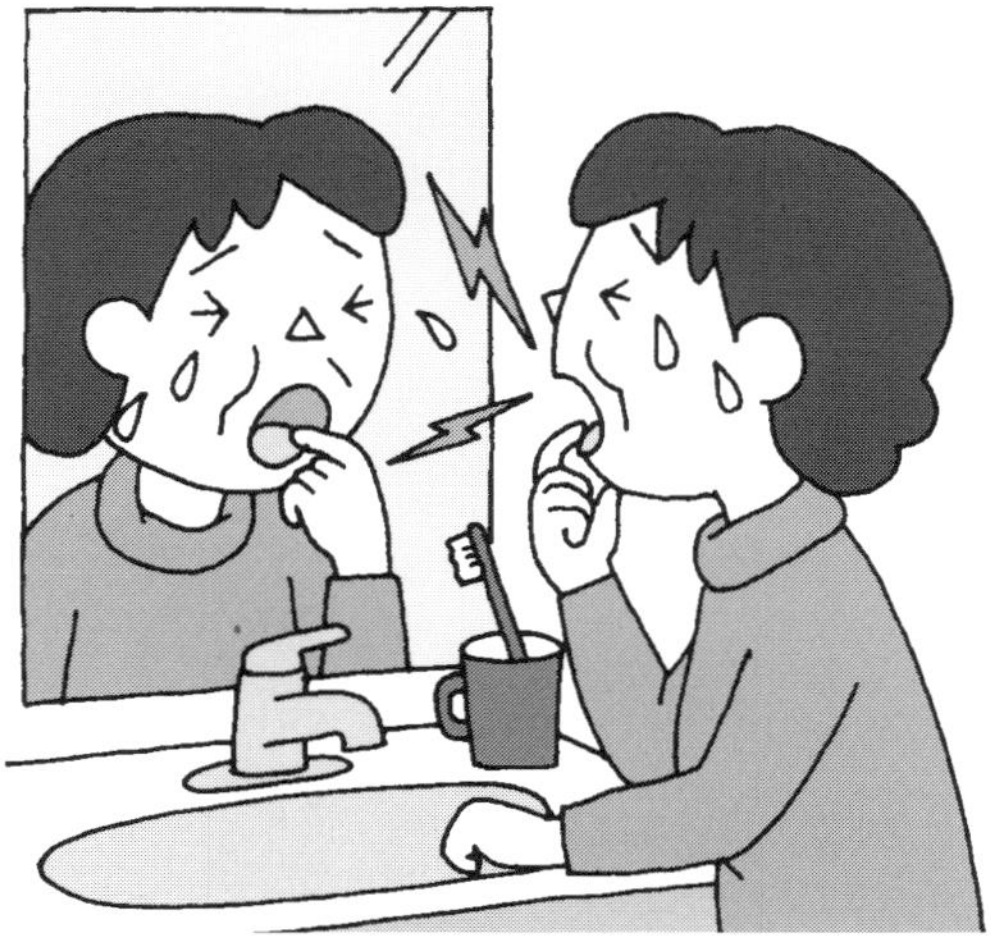

抗がん剤の副作用で口内炎が起こるのは、めずらしいことではありません。ひどい炎症が広範囲に起こるので大変です

中咽頭がんと診断されたBさんの場合

【ケース2】

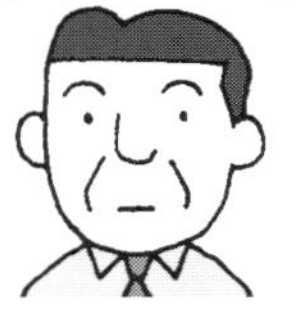

会社員のＢさん
（53歳、男性）

1 入院して抗がん剤と放射線による治療を行うことになりました

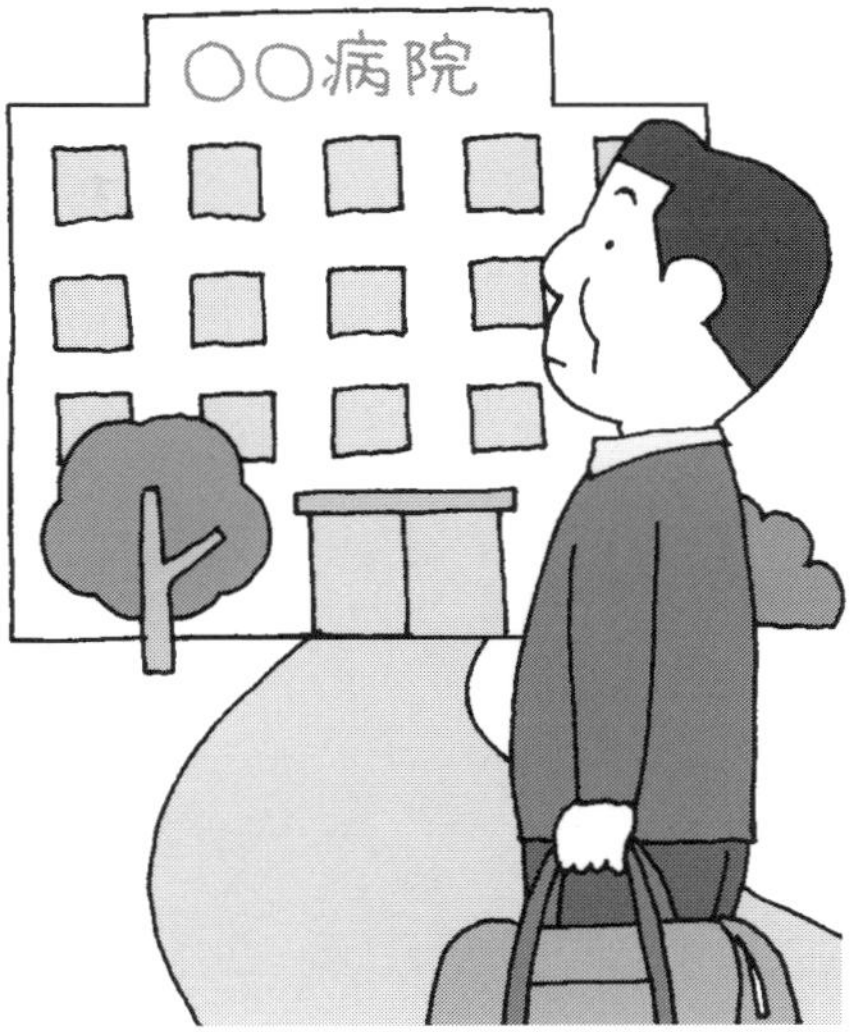

2 放射線は35回照射ですが、15回をすぎたあたりから、口内炎と口の乾きが気になりはじめます

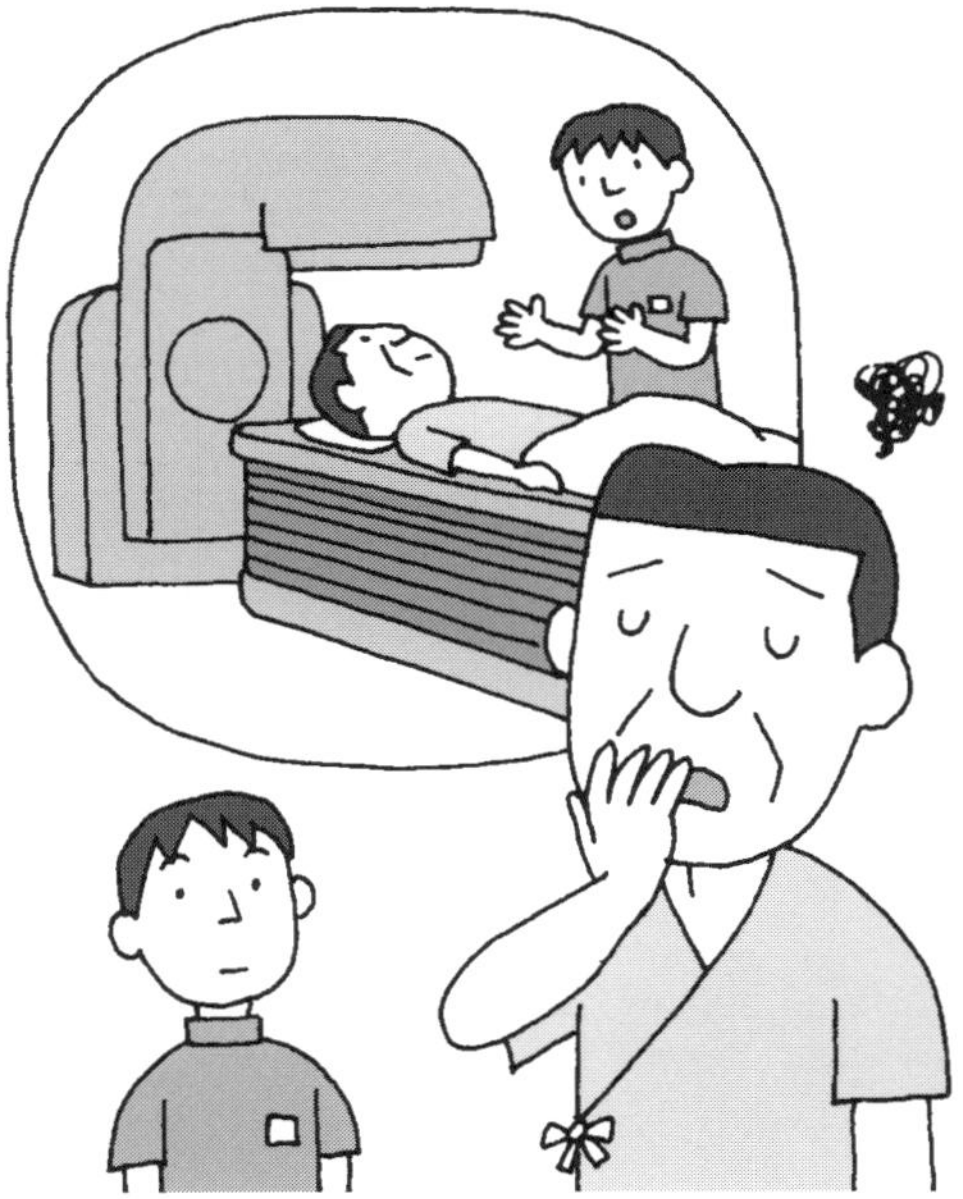

3 やがて口内炎は回復しましたが、退院した後も口の乾きが消えません

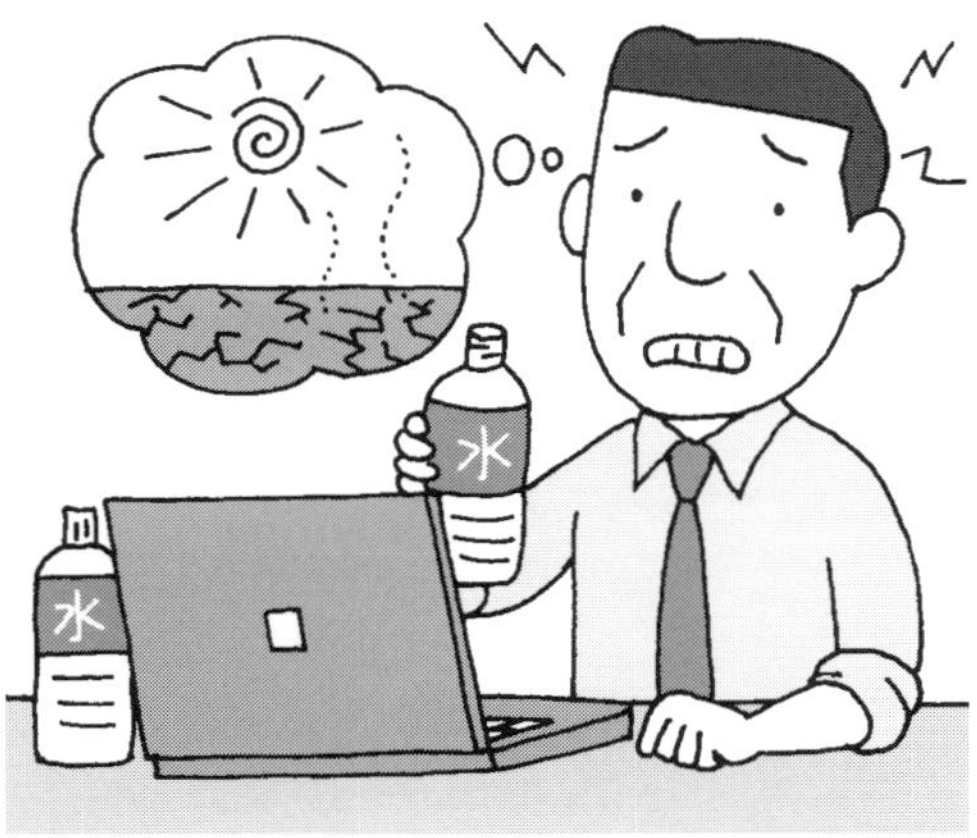

首や顔に放射線が当たる治療では、口内炎だけでなく口の乾きなどのトラブルが確実に起こります。口の乾きは長く続くので厄介です

【ケース3】

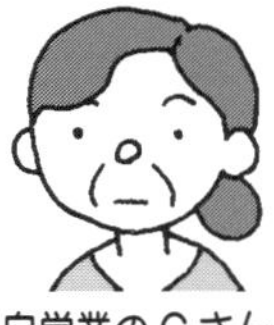

自営業のCさん
(60歳、女性)

乳がんの手術を受けたCさんの場合

1 右乳房の手術後、がんが再発しないよう抗がん剤を投与することになりました

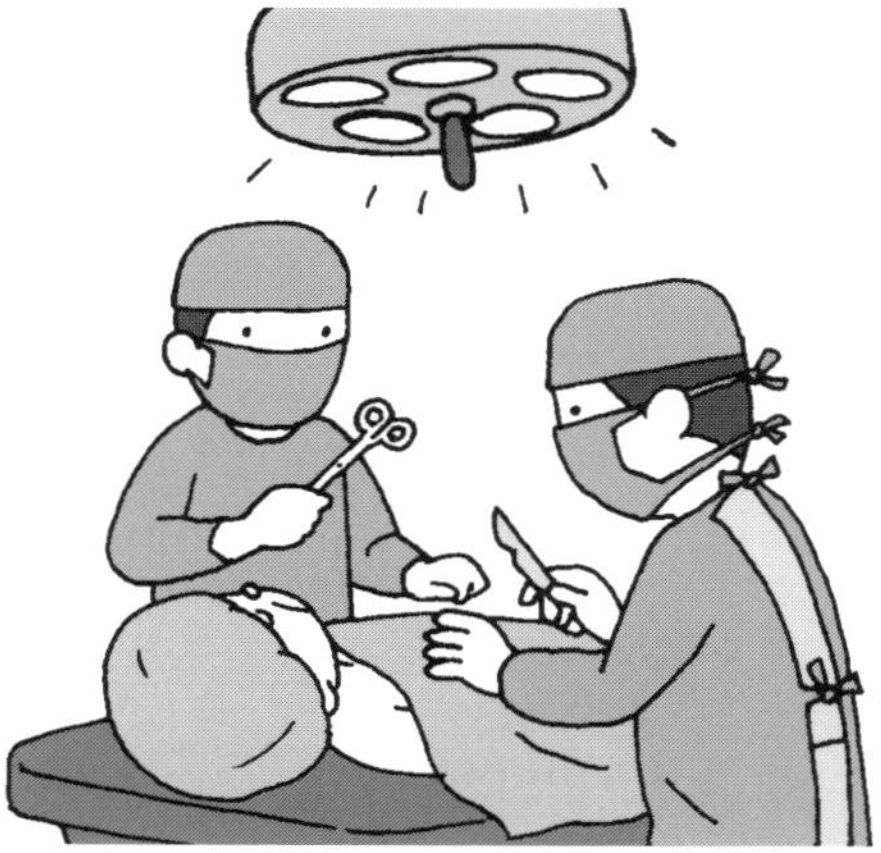

2 3週おきに通院し、抗がん剤を点滴してもらいます。これを6回続けます

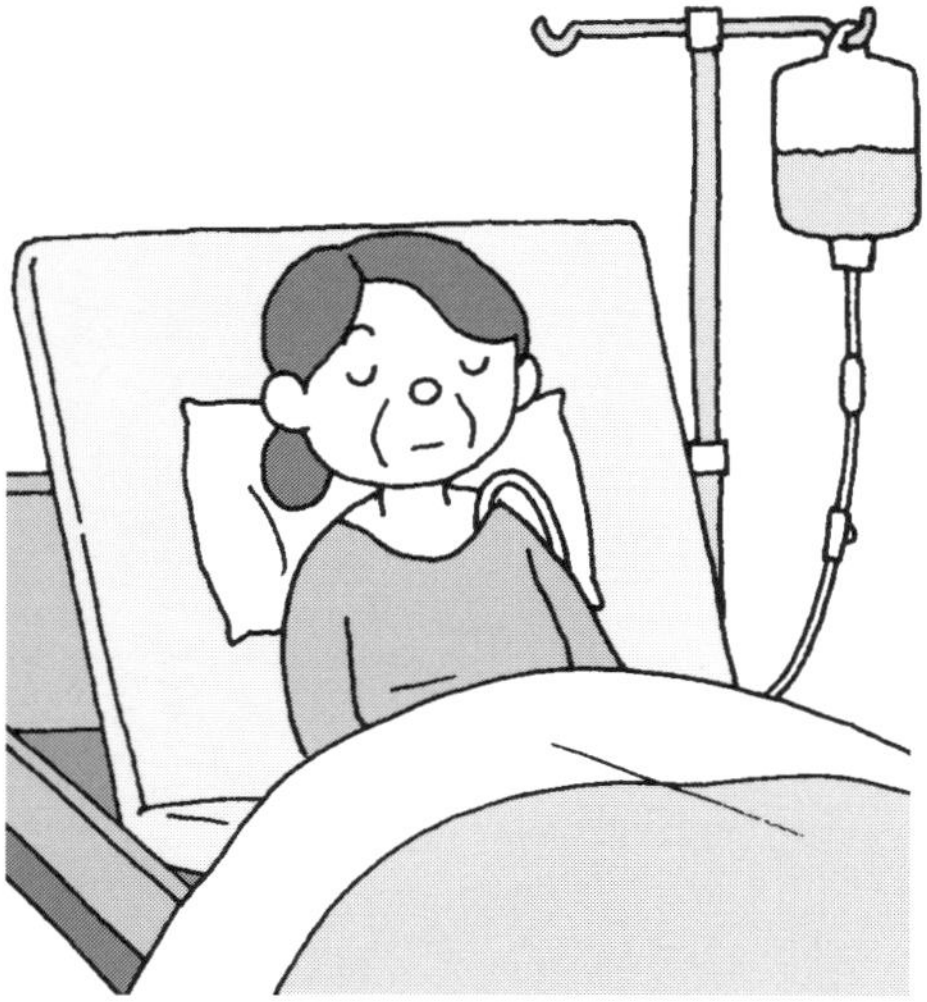

3 2回をすぎた頃から、何を食べても苦く感じるようになり、食欲がわかなくなりました

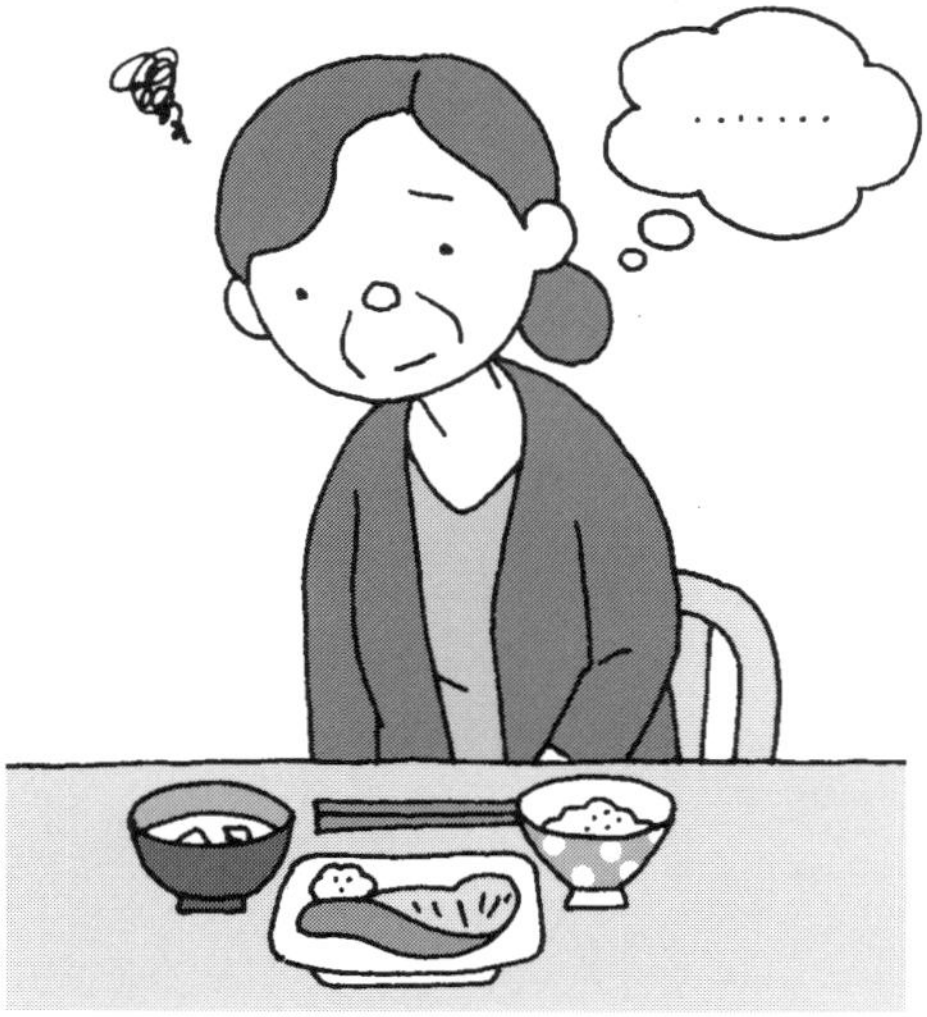

変な味を感じたり、逆に味を何も感じなくなるのも、がんの治療中によく起こるトラブルです。本人の「生きる意欲」や体力を奪いかねない重大な問題です

第1章
いますぐできる対処法

いま治療中の人にとっては、
早めの対処が欠かせません。
大切なことだけまとめました。
さっそく活用してください。

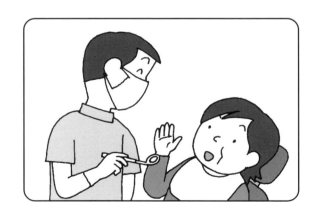

対処法 1　痛みをうまく伝えよう

下のようなペインスケール（痛みのものさし）を使えば、痛みの程度を表現しやすくなります

<table>
<tr><th colspan="3">強</th><th colspan="4">中</th><th colspan="3">弱</th><th>痛くない</th></tr>
<tr><td colspan="3">・ものすごく痛い
・耐えがたい
・何も手につかない</td><td colspan="4">・とても痛い
・どうにか耐えられる痛み
・我慢できそうもない</td><td colspan="3">・少し痛い
・わずかに残る痛み
・痛みが気になる
・すっきりしない</td><td></td></tr>
<tr><td>10</td><td>9</td><td>8</td><td>7</td><td>6</td><td>5</td><td>4</td><td>3</td><td>2</td><td>1</td><td>0</td></tr>
</table>

数値と言葉で伝えればわかりやすくなる

痛みは主観的なものなので、他人に理解してもらうのは簡単ではありませんが、がまんするのはやめて早めに伝えましょう（参照：66〜67 ページ）

対処法 2 うがいをしよう

シンプルですが、口の中の清潔を保つ最も効果的な手段です。下の3つのポイントを押さえておきましょう

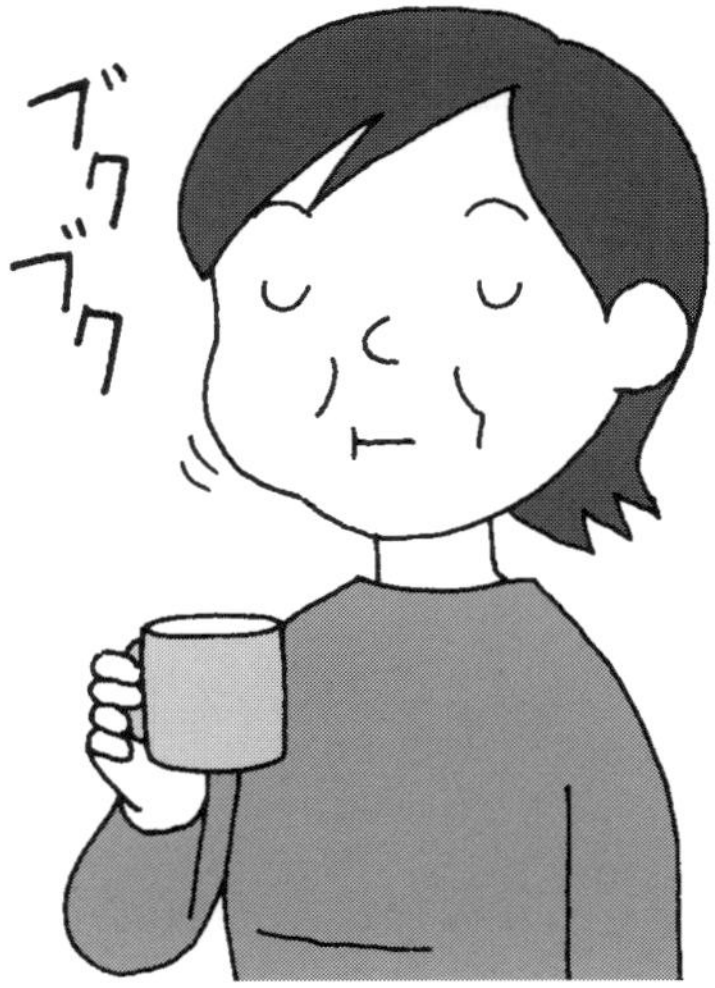

口に水を少しだけ含み、必ずブクブクうがいをします

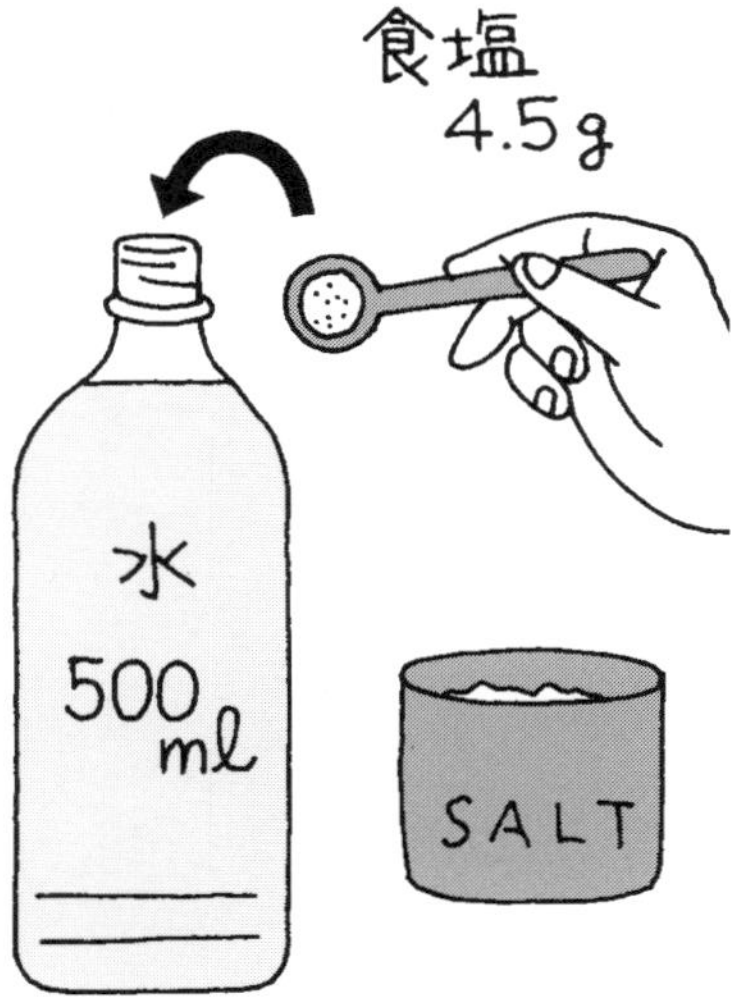

しみるときは生理食塩水（500ml の水に食塩 4.5g）がおすすめです

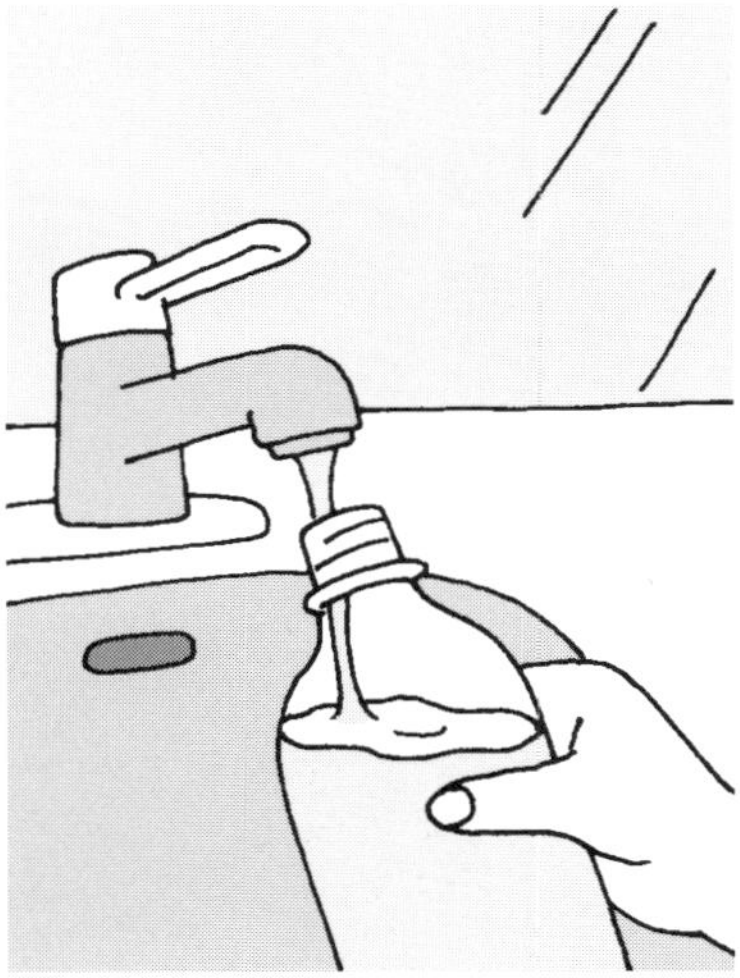

使う水は水道水で大丈夫です。温度は自分の好みで構いません

うがいには他にも多くのメリットが

がん治療にともなって起こる口の乾き（口腔乾燥）や、味覚の変化（味覚異常）のケアとしても有効です。爽快感も得られるので、ぜひ積極的に行ってください（参照：62～63 ページ）

対処法 3 歯のみがき方をかえよう

粘膜の炎症部分を刺激しない道具・方法にかえてみましょう。
以下がポイントになります

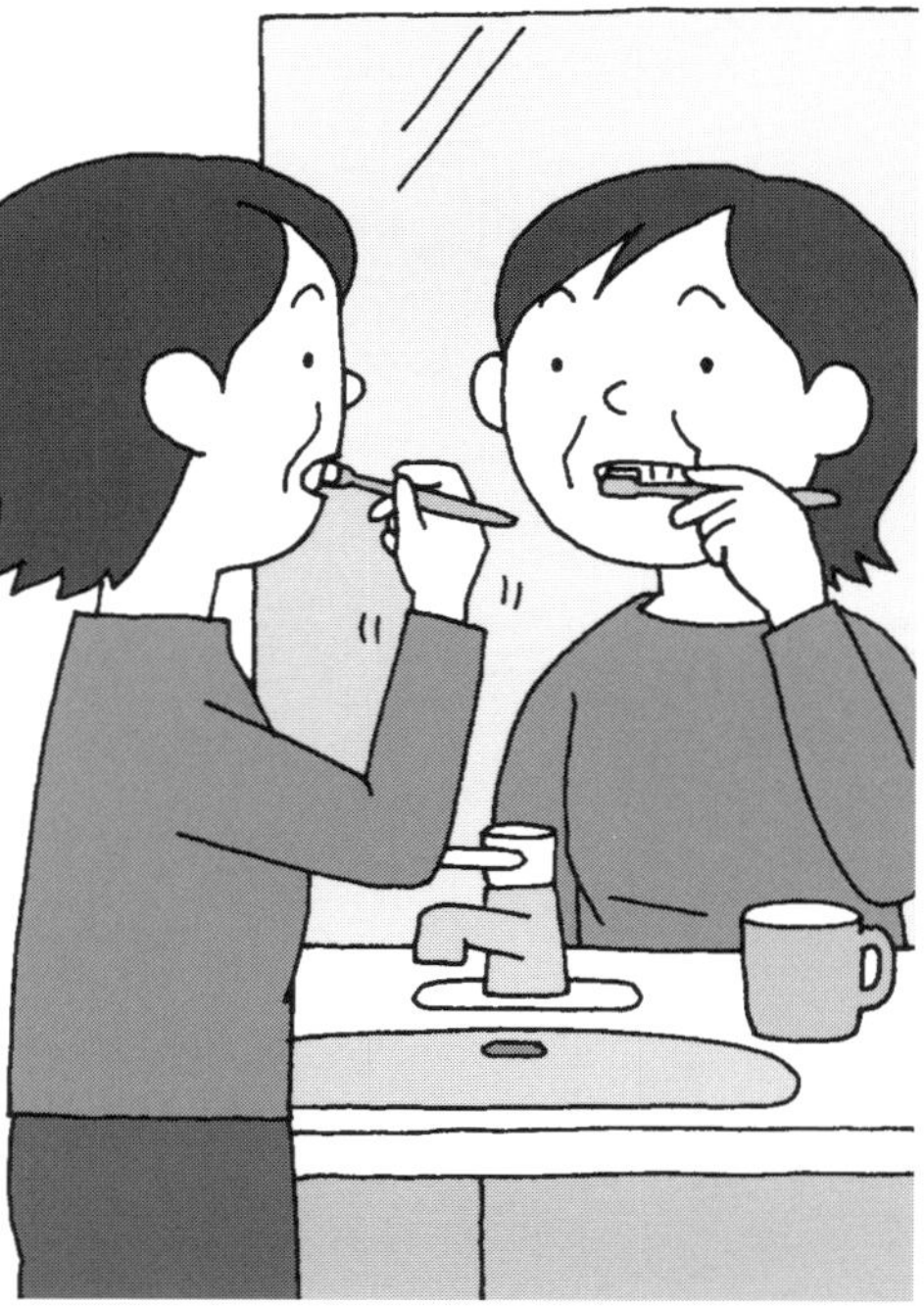

◉ヘッドの小さい歯ブラシを使う

シングルタフトブラシ(53 ページ参照)などにとりかえる方法もあります

◉炎症部分を避けて歯をみがく

みがけない部分への対応については、歯科医師や歯科衛生士に相談しましょう

◉歯みがき剤などを使わない

みがき方が正しければ水だけでも十分きれいになります

◉成分表示を確認して使う

歯みがき剤や洗口液を使いたい方は、アルコール入りのものは避け、低刺激のものを選びましょう

できるところだけでも歯みがきを継続しよう

うがいではとれない汚れもあるので、歯みがきは可能な限り継続し、無理なら歯科を受診しましょう。痛みがひどいときは義歯の使用を控えたほうがいい場合もあります(参照：52～57 ページ)

対処法 4 食べるものをかえてみよう

口内炎や味覚異常でつらいときは、一般的に次のようなものが食べやすいといわれています

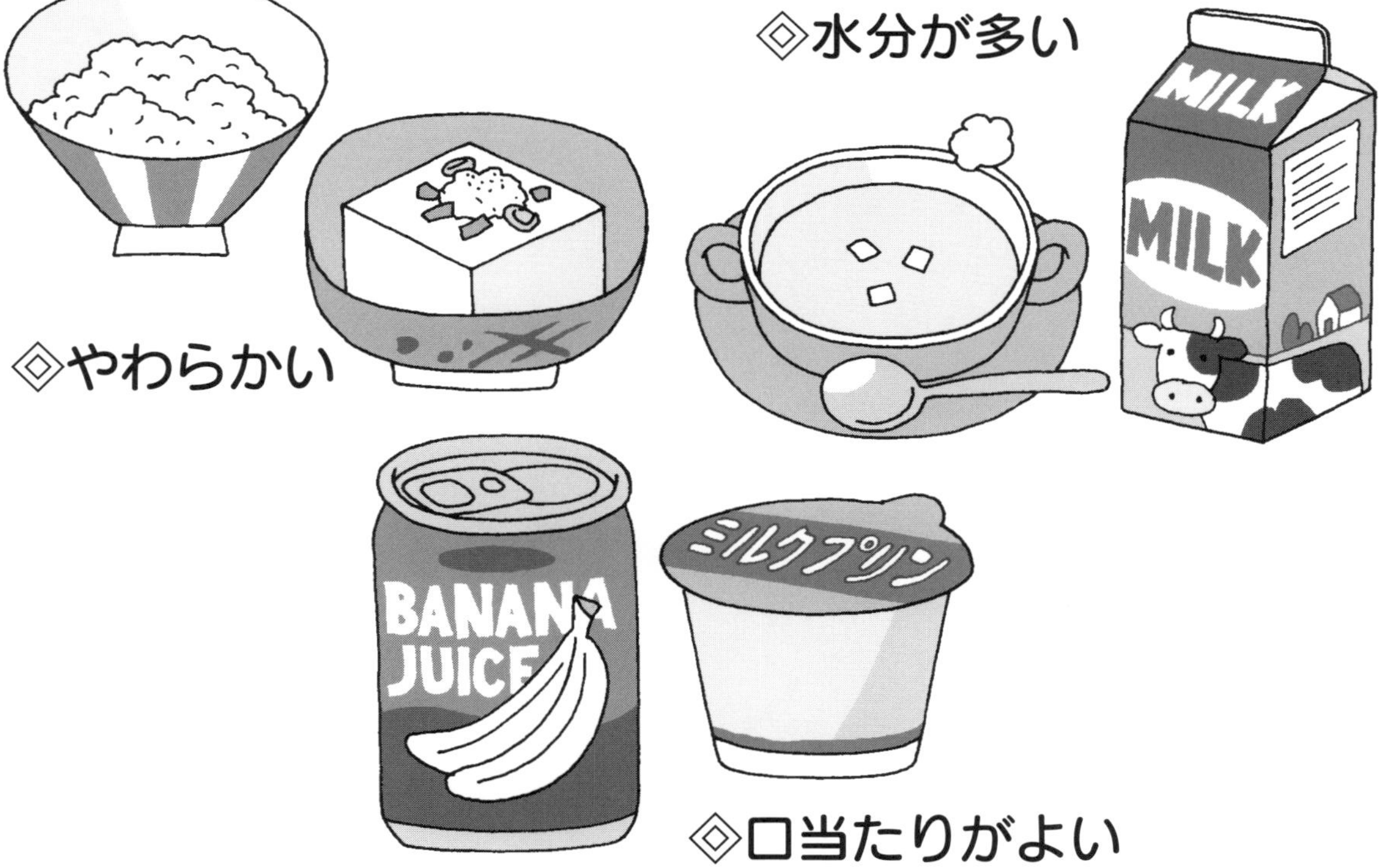
◇水分が多い
MILK
MILK
◇やわらかい
BANANA JUICE
ミルクプリン
◇口当たりがよい

食事が「つらい時間」にならないように

食べなければ十分な体力を維持できませんが、無理は禁物です。痛むときは固いものや刺激物は避け、食べられるものを口にしましょう(参照：70〜73 ページ)

対処法
5

歯科医にも相談しよう

地域のがん診療病院と地元の歯科医師会の連携が進み、専門の講習を受けた歯科医の数が増えてきています

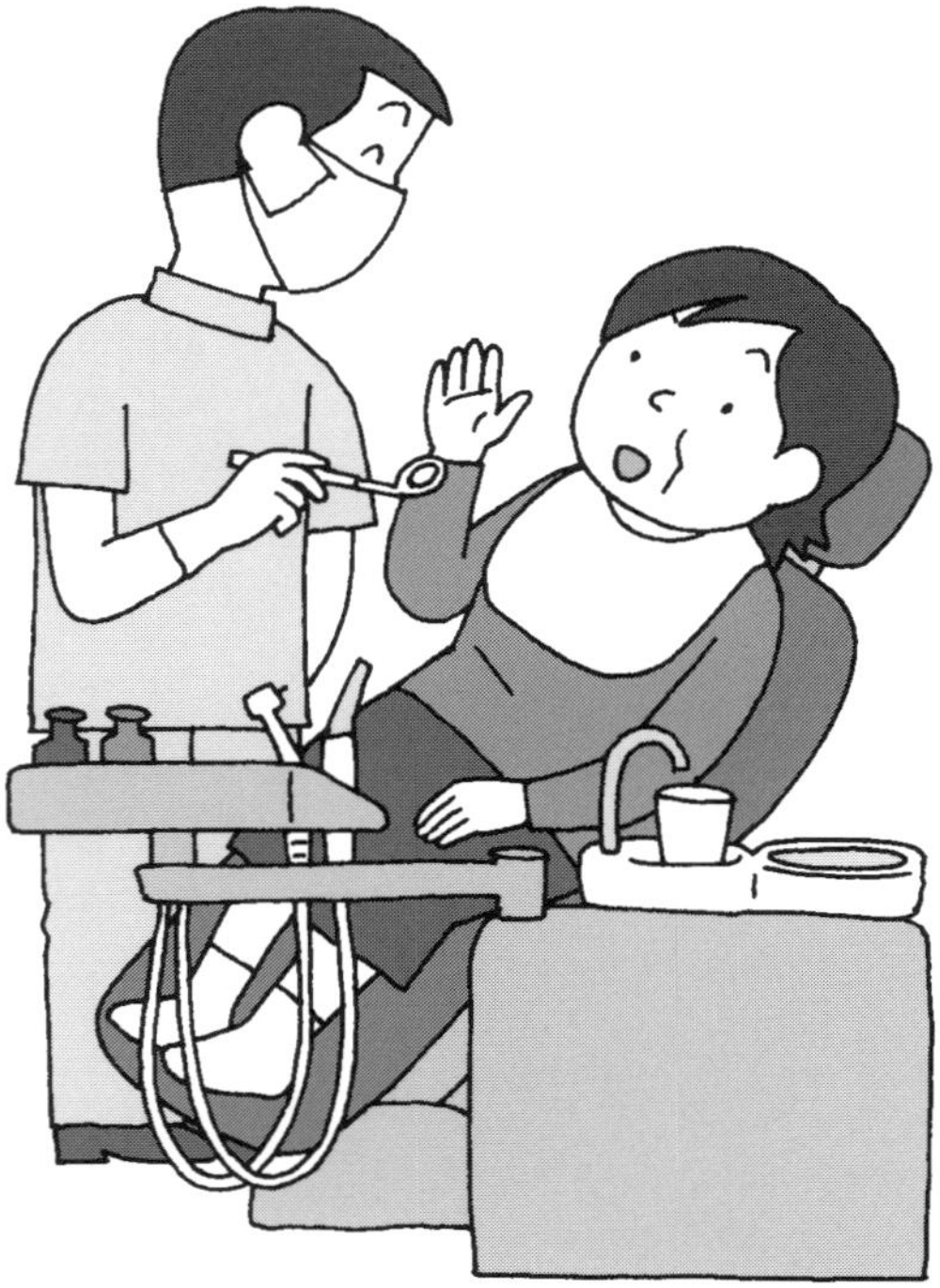

歯科を受診するときのポイント

①かかりつけの歯科がベスト

患者さんに長く関わっている歯科医なら、変化や異常に気づける可能性が高く、異常の早期発見につながります。かかりつけ医が特にない場合は、専門の講習を受けた歯科医を探しましょう

②病名と治療を詳細に伝える

どの部位のどんながんで、どのような治療を受けているのか、患者さん自身がきちんと把握して説明できなくてはなりません。主治医の紹介状など情報提供があると理想的です

まずは探してみよう

情報はインターネットで調べられますが、パソコンが苦手な人は、口のケアを受けられるところがないか、主治医や都道府県の歯科医師会に電話で問い合わせてみてもいいでしょう（参照：32 ページ）

第2章

治療前に やること・知っておくこと

これからがん治療を受ける人は、
早めに歯科を受診してください。
受診の方法やその理由などを
この章で詳しくまとめました。

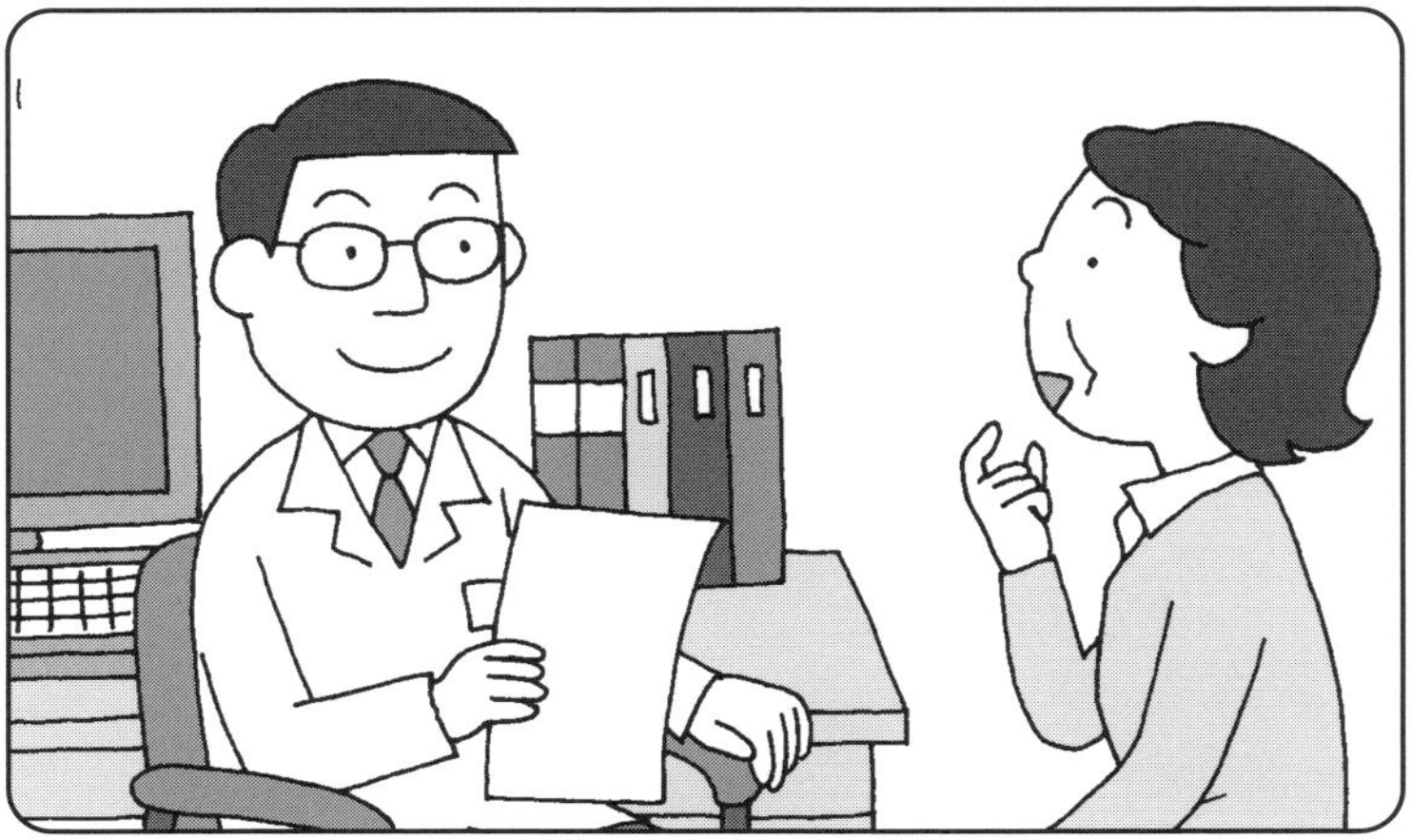

口のケアが必要なわけ

がん治療は口のトラブルを引き起こす

❖治療の副作用が口に出るのは、決してめずらしいことではありません。

抗がん剤治療による口内炎の発症率

年間 80 万人を超えるがん患者さんの 3 割が抗がん剤の投与を受け、うち40%の人が口内炎に悩まされています

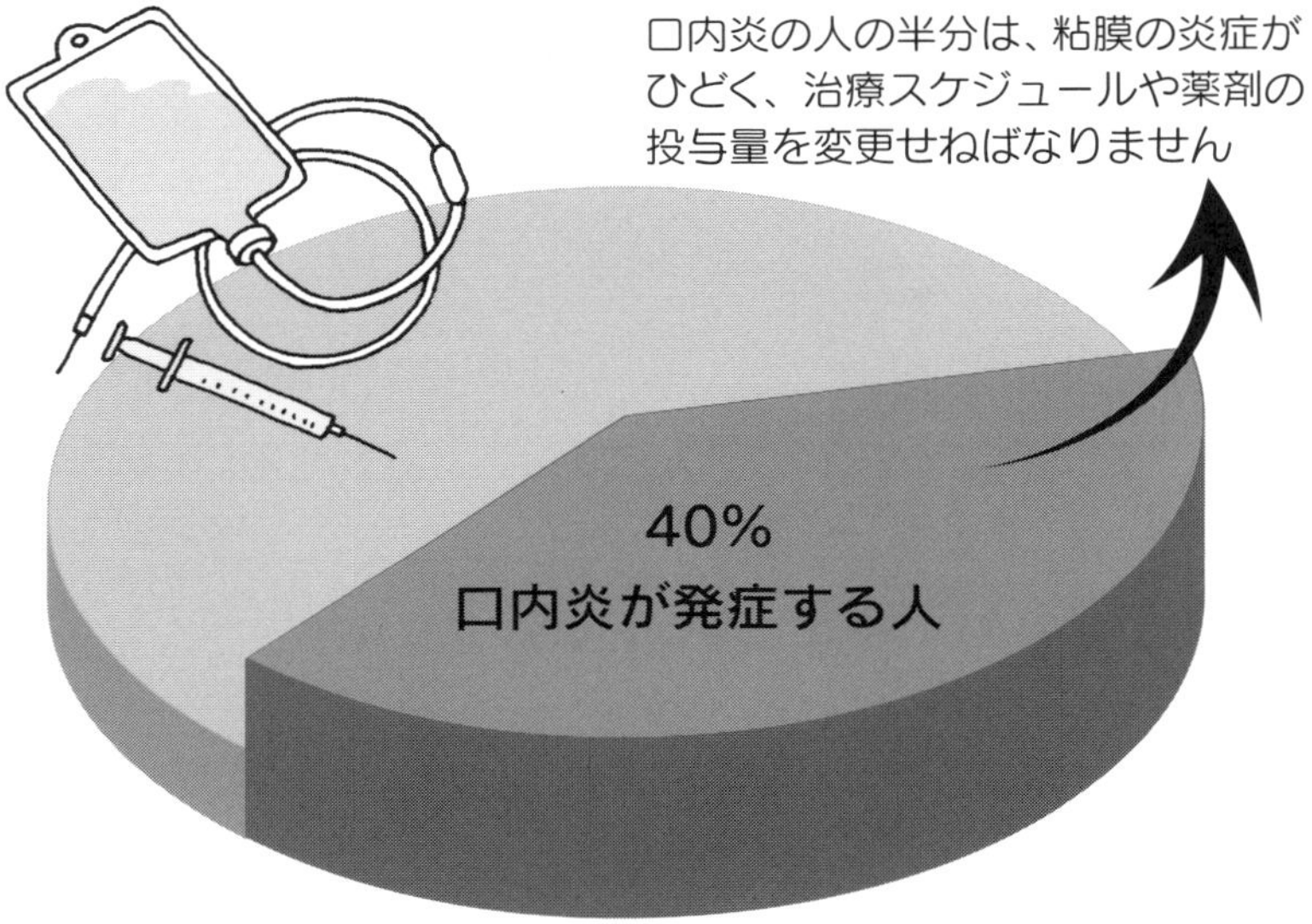
口内炎の人の半分は、粘膜の炎症がひどく、治療スケジュールや薬剤の投与量を変更せねばなりません
40%
口内炎が発症する人

がん治療にともなって起こる口内炎は、粘膜が広範囲にひどくただれることもある大変つらいものです（円グラフはイメージ）

見過ごされてきた口のトラブルのリスク

手術、抗がん剤、放射線は「がんの三大療法」といわれますが、どの治療法でも副作用や合併症が起こる可能性があります。口のトラブルもそのひとつで、発症率は意外と高いのです。

たとえば造血幹細胞移植を受ける人の場合は、約8割の患者さんに口のトラブルが起こるというデータがあります。また、放射線治療で照射範囲に口が入ってしまう場合、口のトラブルは絶対に避けられません。

こうした口のトラブルは、生活の質を損ね、がん治療の妨げになりますが、これまでは見過ごされることが多かったのです。

おもな口のトラブルとその影響

口内炎以外にも、がん治療の影響で口の乾き（口腔乾燥）や、味を正常に感じられなくなる味覚異常、あるいはさまざまな合併症が起こることがあります

◉副作用や合併症が出る

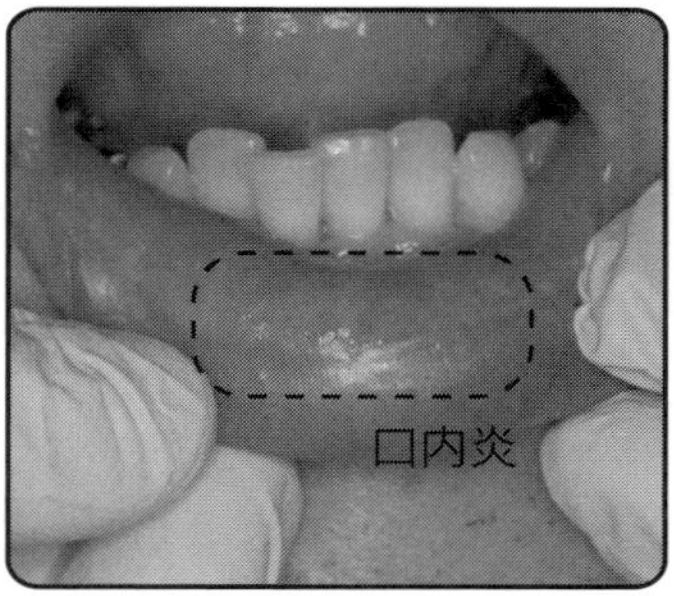

副作用

写真は抗がん剤の副作用で起きた口内炎。放射線治療でも起こることがあります

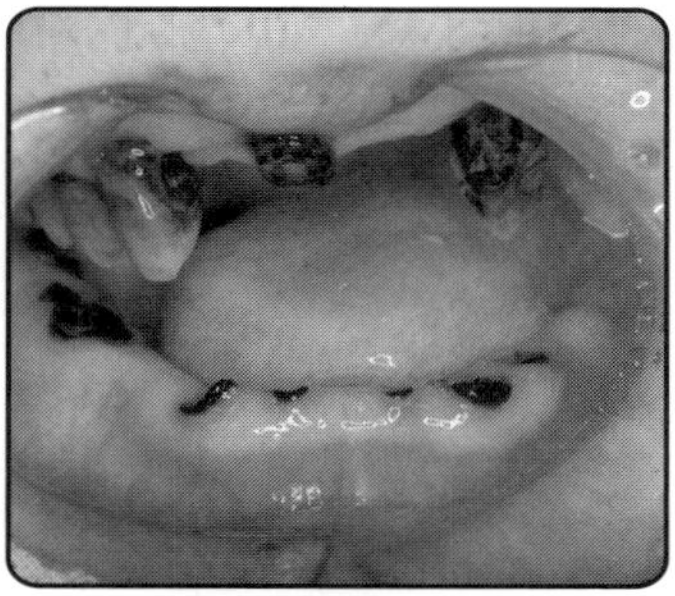

口腔内の合併症

口内炎や口腔乾燥の影響で虫歯（写真）など口の病気が起こりやすくなります

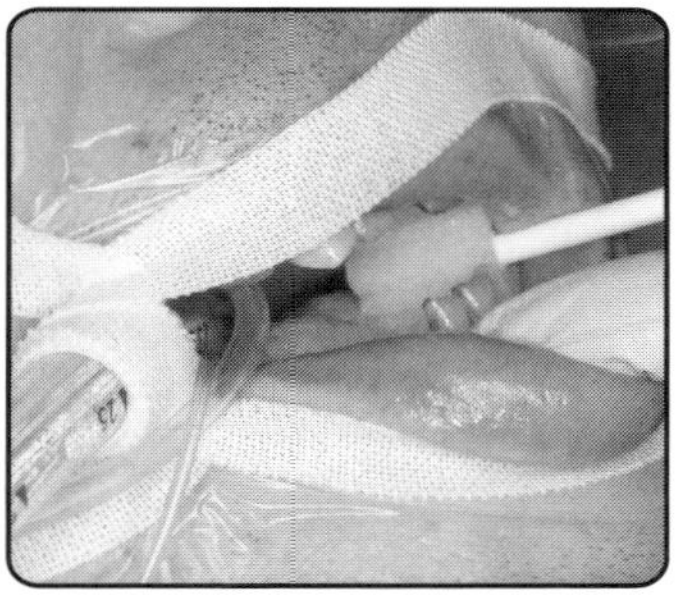

全身の合併症

口の汚れは挿管による肺炎やその他の全身感染症のリスクを高めます

⇩

◉心や体に悪影響が出る

ひどくなると次のようなことが起こります。

・飲食が苦痛になり体力が低下する
・痛みで治療への意欲が損なわれる
・合併症対策を優先しなければならない

⇩

◉がん治療の大きな妨げに

がん治療のスケジュールを変更・延期・中断せざるを得なくなったり、最悪の場合は合併症で命を落とすこともあります

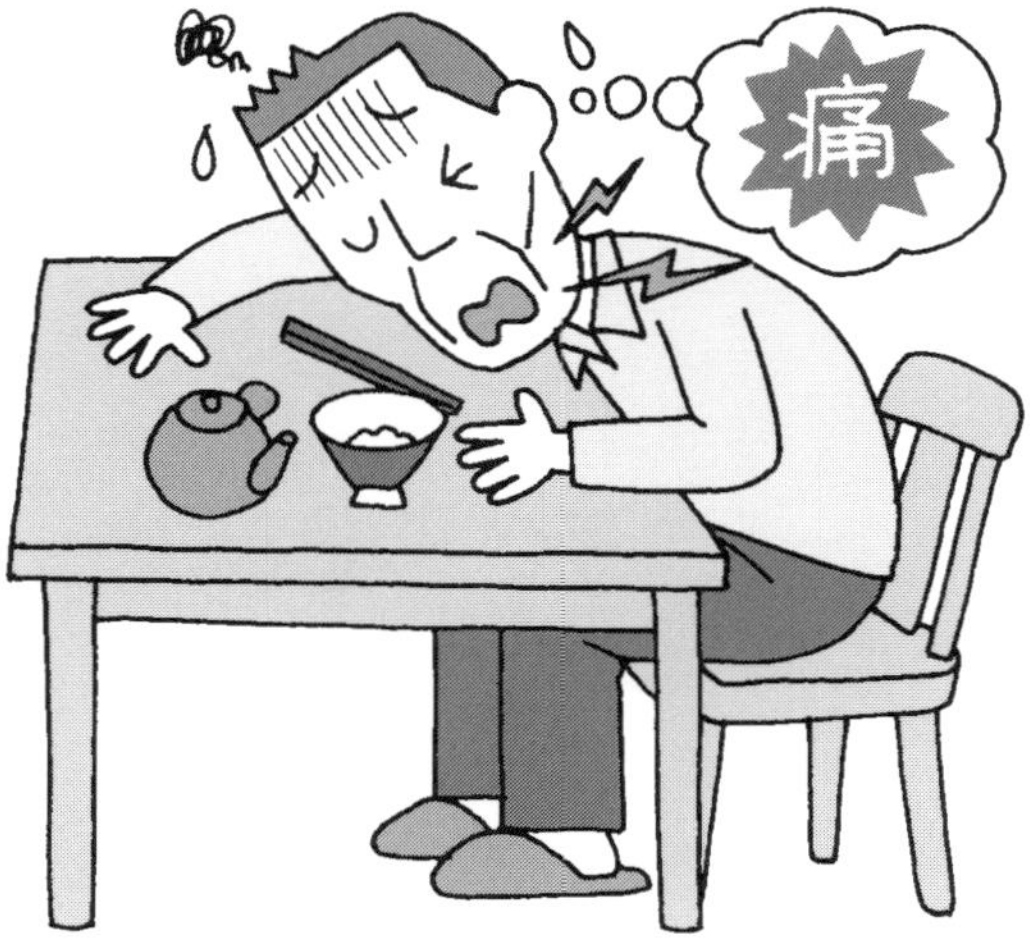

トラブルのリスクは確実に減らせる

❖医療従事者の支援だけでなく、患者さんの自助努力が不可欠です。

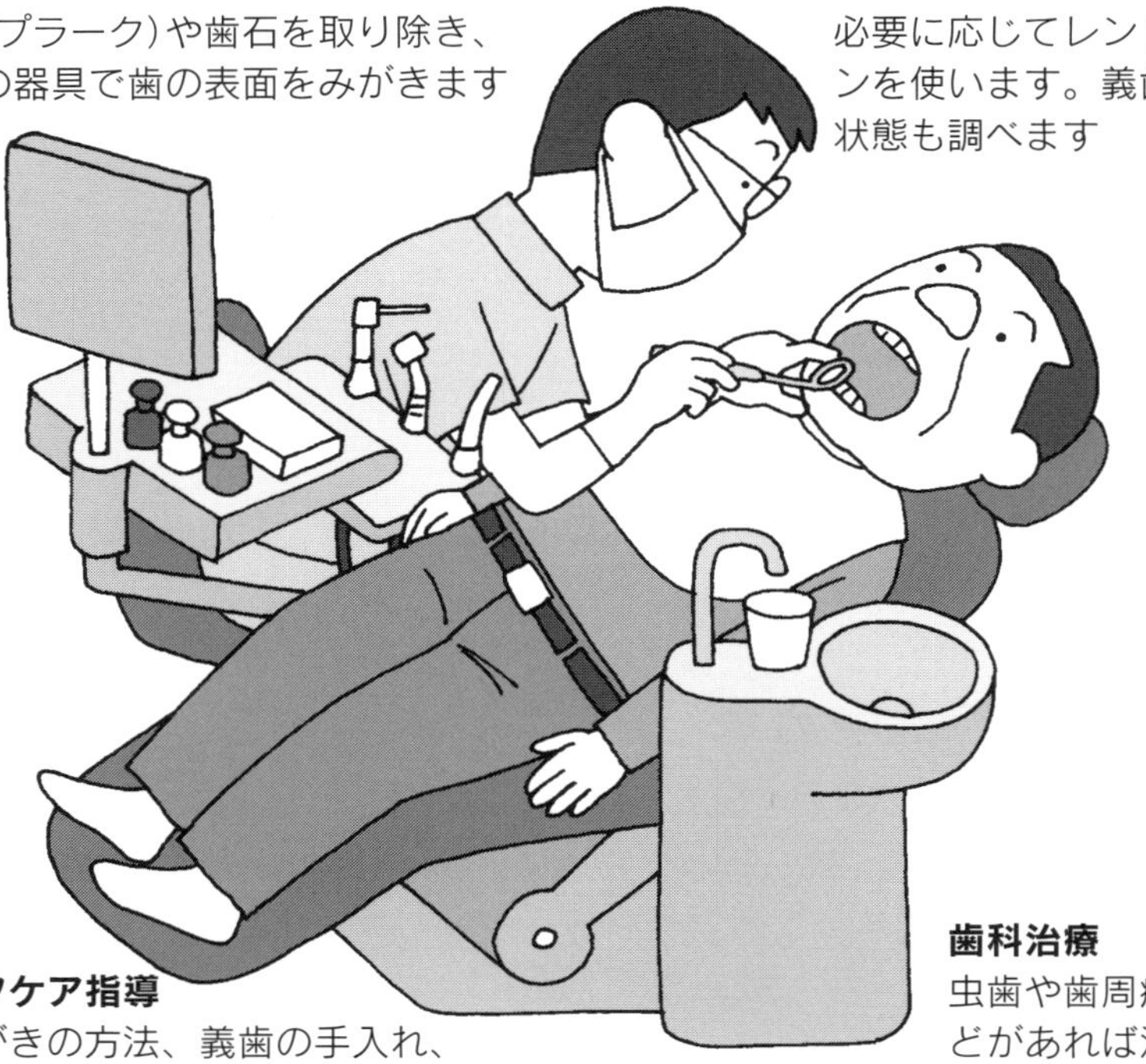
歯科で受けられるおもなケア
クリーニング
歯垢（プラーク）や歯石を取り除き、専用の器具で歯の表面をみがきます
口のチェック
必要に応じてレントゲンを使います。義歯の状態も調べます
セルフケア指導
歯みがきの方法、義歯の手入れ、ケア用品の選び方などを助言します
歯科治療
虫歯や歯周病などがあれば治療します

リスクを避けるための2つのポイント

がん治療によって起こる副作用や合併症を完全に防ぐ方法はありませんが、口のトラブルについては、お手入れ（口腔ケア）によって痛みなどの症状を軽くできることや、合併症のリスクを大きく減らせることがわかっています。

　がん治療にあたっての口腔ケアのポイントは、①治療開始前から歯科を受診すること、そして②医療に頼るだけでなく、歯みがきなど患者さん自身でできるケア（セルフケア）をきちんと継続すること、この2つです。

　セルフケアの具体的な方法については、本書の第4章で詳しく説明します。

口腔ケアは感染予防に大きな効果を発揮する

右のグラフは頭頸部がん（鼻・口・のどの組織にできるがん）を治すため、広い範囲を手術した場合の合併症の発症率を示したものです。口のお手入れによって、感染のリスクが大きく減っていることがわかります。このほか術前から口をケアすることで食事の再開を早められたり、術後に肺炎が起こる確率を減らせる効果もあることがわかっています

◇術後の傷に感染が起こった患者さんの割合

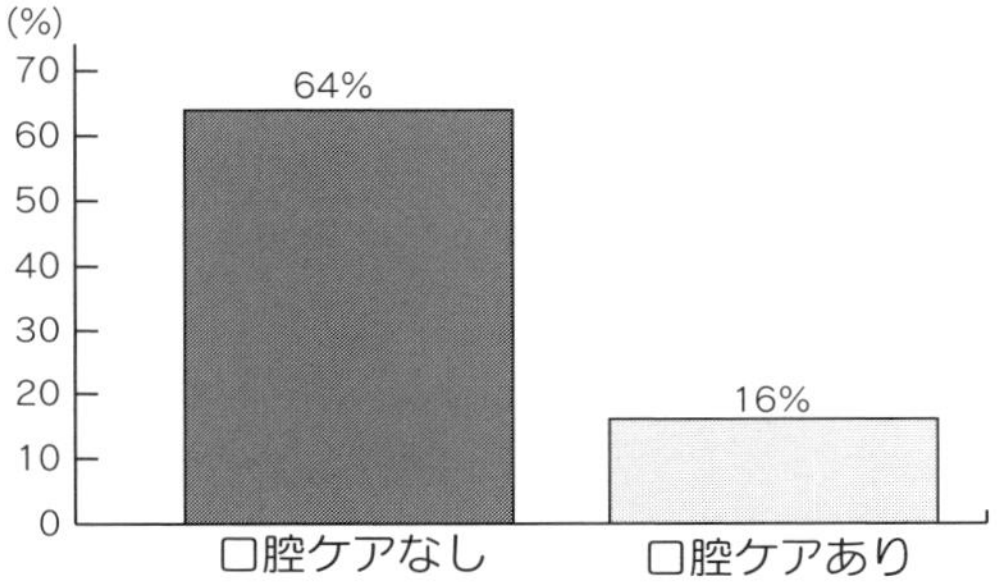

ケアを医療まかせにはできない時代に

右の２つのグラフからわかることは、長期の入院は減り、自宅から通院して治療を受ける人が増えていることです。したがって、患者さん自身による口のケアが重要になるのです

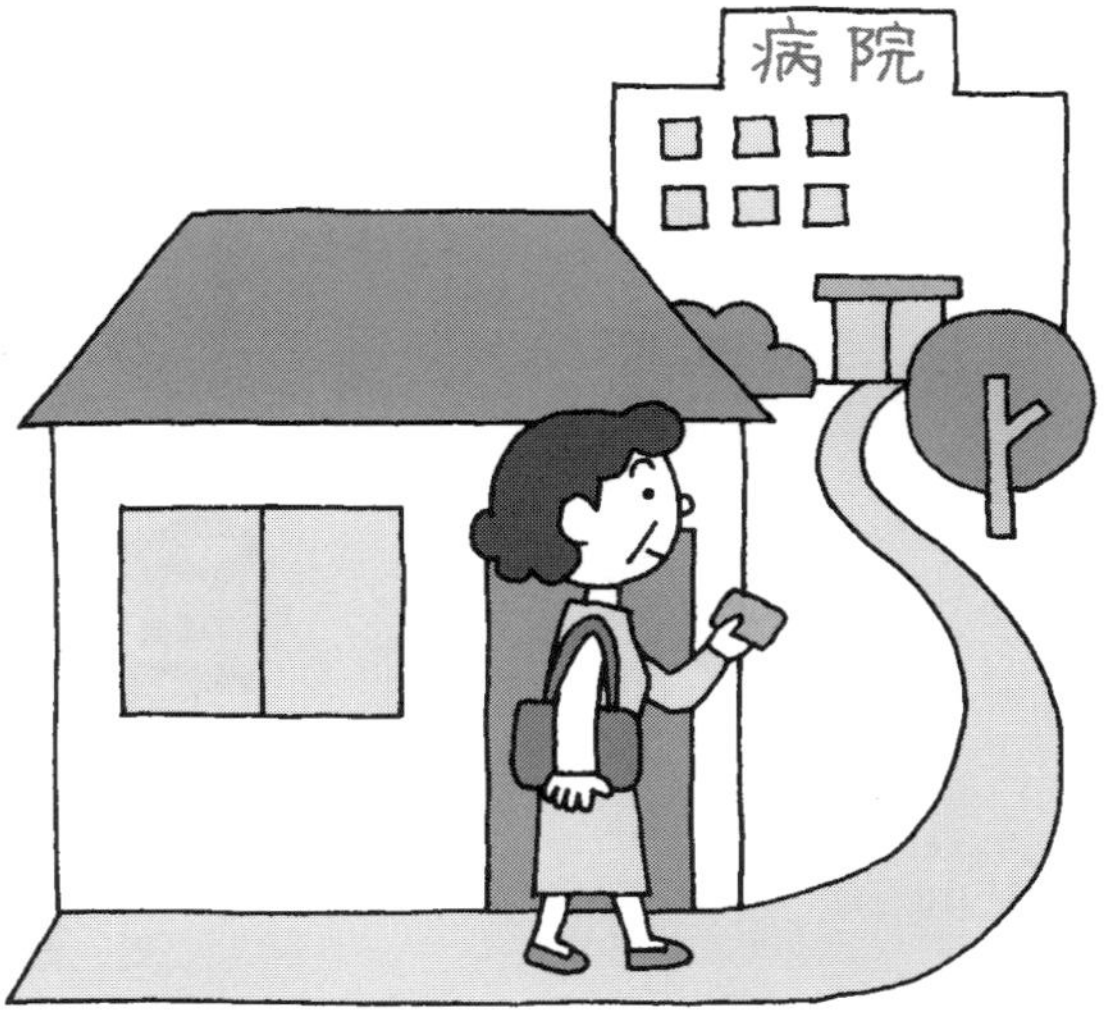

◇がん治療における通院治療の割合

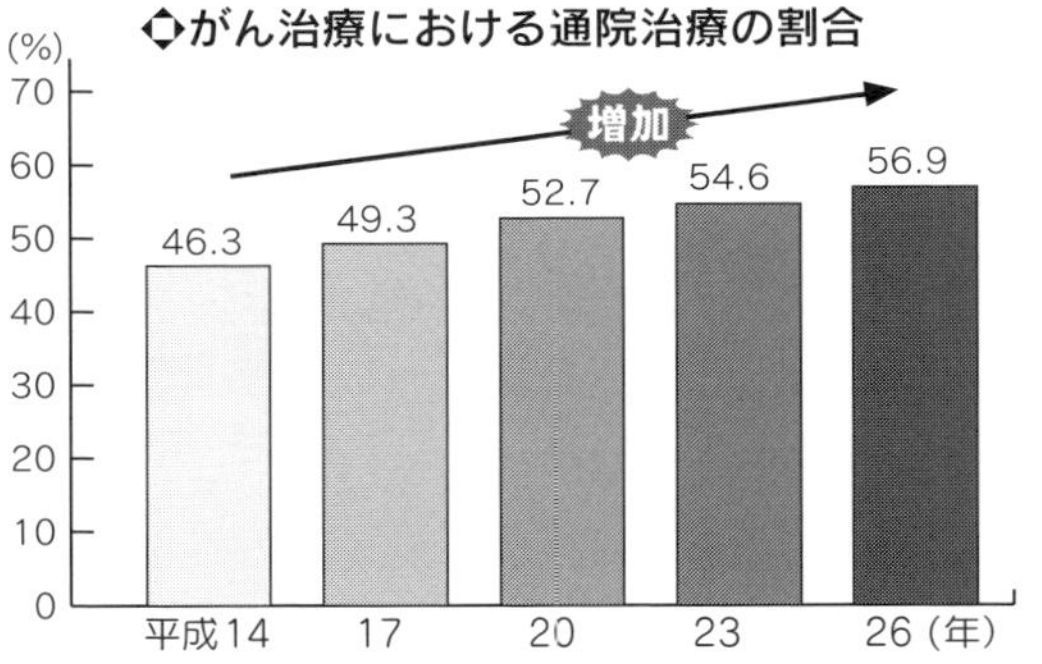

◇がん治療のための入院日数の推移

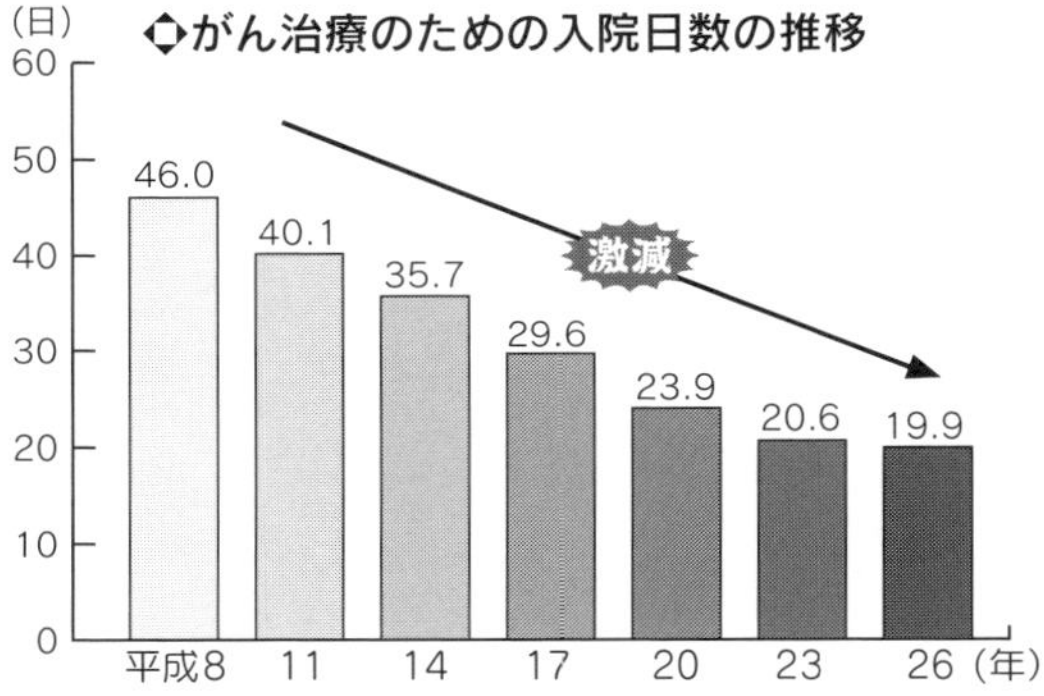

治療前に必ず歯科を受診しよう

❖歯科で行われるがん治療の前の口腔ケアと、その目的を説明します。

事前の受診はかかりつけの歯科が基本

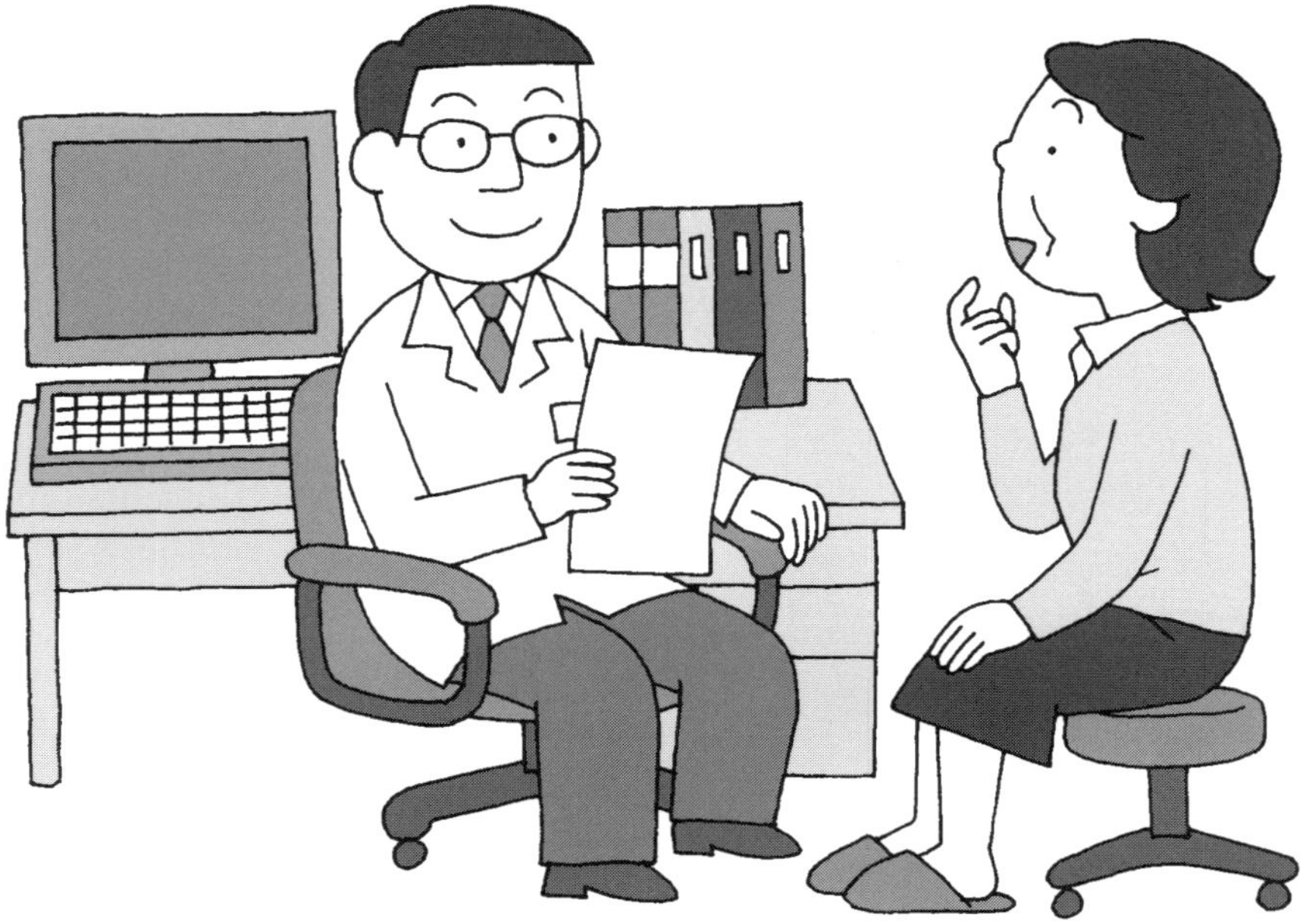

かかりつけの歯科がない場合は、がん治療の担当医に歯科受診を希望していることを伝え、紹介してもらうとよいでしょう

治療前の歯科受診は2週間前までに

2012年4月から、がん治療前の口のお手入れ（口腔機能管理）に診療報酬が認められるようになり、歯科を受診しやすい環境が整ってきました。がん治療の前に、患者さんは必ず歯科を受診するようにしてほしいものです。

事前受診の目安は、がん治療開始の2週間前までです。時間がない場合や、すでに治療が始まっている場合は、がん治療を優先しながら、体調のよいときを選んで口のケアや治療をします。

かかりつけの歯科か、がんを治療する病院の歯科口腔外科を受診するのがよいでしょう。

◉歯科医に患者が伝えること

できれば受診前に、がん治療の担当医に紹介状を書いてもらうようにしましょう。それが難しいときは、以下の情報を詳しく伝えるようにします

- □がん治療をひかえている、または治療中であること
- □自分の病気の正確な名称
- □治療の内容
  - ・手術か抗がん剤治療か放射線治療か
  - ・治療計画はどのようになっているか
  - ・使っている薬、使う予定の薬は何か
- □その日の自分の体調
- □飲んでいる薬

  血液をサラサラにする薬（ワーファリンなど）や骨吸収を妨げて骨を強くする薬（ビスホスホネートなど）を服用しているときは必ず伝える

歯科でしかできないこともある

歯石は歯の汚れ（歯垢）が唾液の成分と結びついて固くなったものです。表面がでこぼこしているので汚れや細菌がたまりやすく、感染の温床となりかねません。歯石は歯科にある特殊な機器でしか落とせないので歯科受診が必要なのです

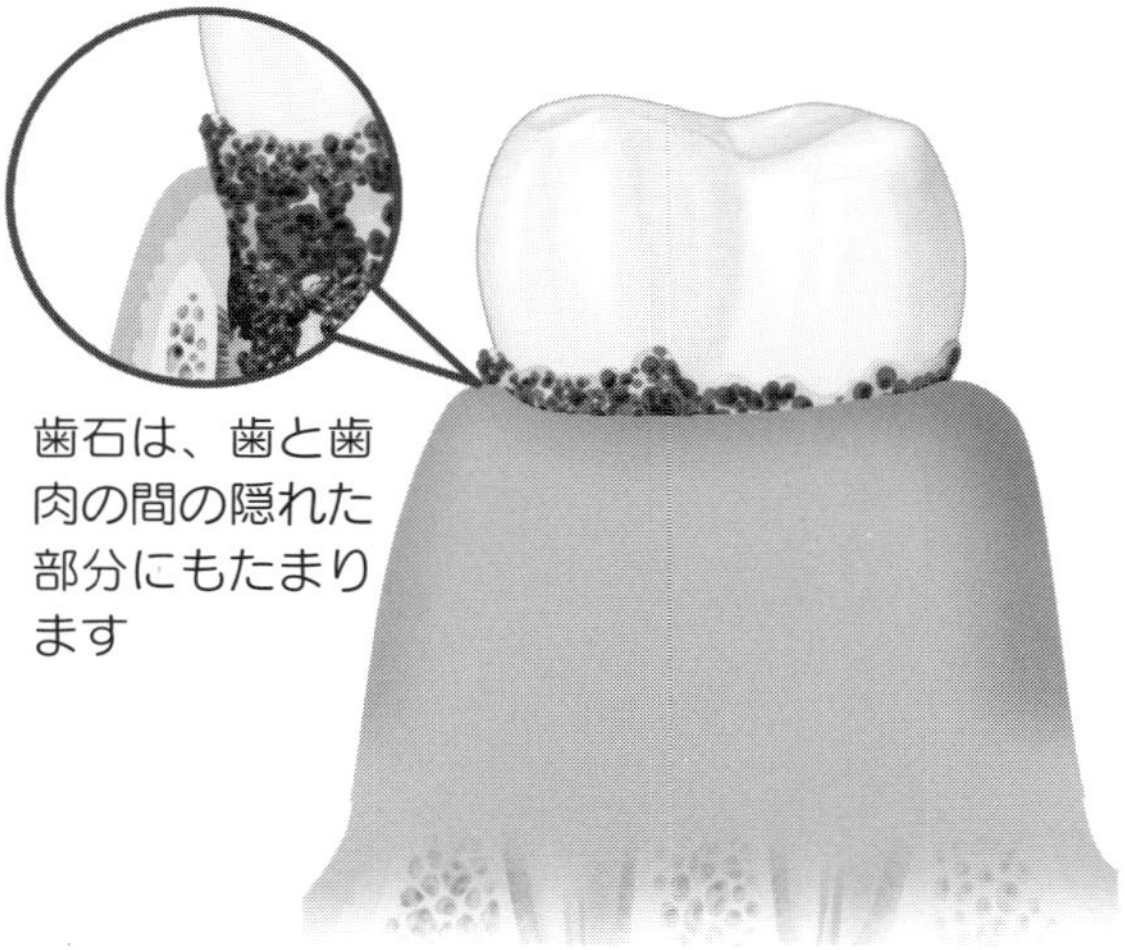

歯石は、歯と歯肉の間の隠れた部分にもたまります

事前受診の目的は「歯石の除去」

なぜ、がんの治療が開始される2週間前までに歯科を受診したほうがいいのでしょうか。

歯科医は、受診時に歯や歯肉のケアを行います（18ページ参照）。虫歯がある場合は治療し、ぐらぐらの歯は、手術中に抜けて治療の妨げとなりかねないので、ワイヤーで固定するなどして保護します。こうした処置の際、状態によってはやむを得ず歯を抜かねばならない場合があります。抜歯した後にできる傷が回復するにはだいたい2週間かかるといわれているので、それが事前受診の目安となっているのです。

もっとも、治療前に歯科を受診するおもな目的は歯石の除去です。口腔の汚れは細菌の温床となるので、それをあらかじめ取り除いておく必要があるのです。

上に、歯科医に伝えることをリストアップしました。受診時の参考にしてください。

直前までセルフケアを続ける

❖放置しておくと口の中はすぐに汚れます。だから、セルフケアが重要なのです。

口のお手入れは必ず継続しよう

歯科受診が終わっても、「歯医者さんに診てもらったから」と油断してはいけません。放置しておくと歯にすぐ歯垢がつき、細菌が繁殖して口の中が汚れてしまいます。

治療が始まるまでにたまってしまうそうした汚れは、本人が自分の手で取り除く必要があります。歯科受診時に必ずケアの指導を受け、アドバイスを実行するようにしてください。

といっても、基本的に難しいことをする必要はなく、普段している歯みがき・うがいをもう少し注意して行えばいいのです。この項ではいちばんのポイントだけを手短にまとめました。

◉汚れはたった2日で歯石に変化する

歯を舌で触ってみて、粘つく感触があれば汚れ（歯垢）がついていると考えていいでしょう。歯垢はわずか2日放置するだけで歯石になるといわれています。よく歯をみがく人でも口の中には数百種類の細菌が億の単位で潜んでいるので、歯石にならないうちに汚れを落とす必要があります

歯みがき

毎食後行うのが基本ですが、体調によっては一日1回でもかまいません。歯みがき剤は、使うなら刺激の少ないものを選びます

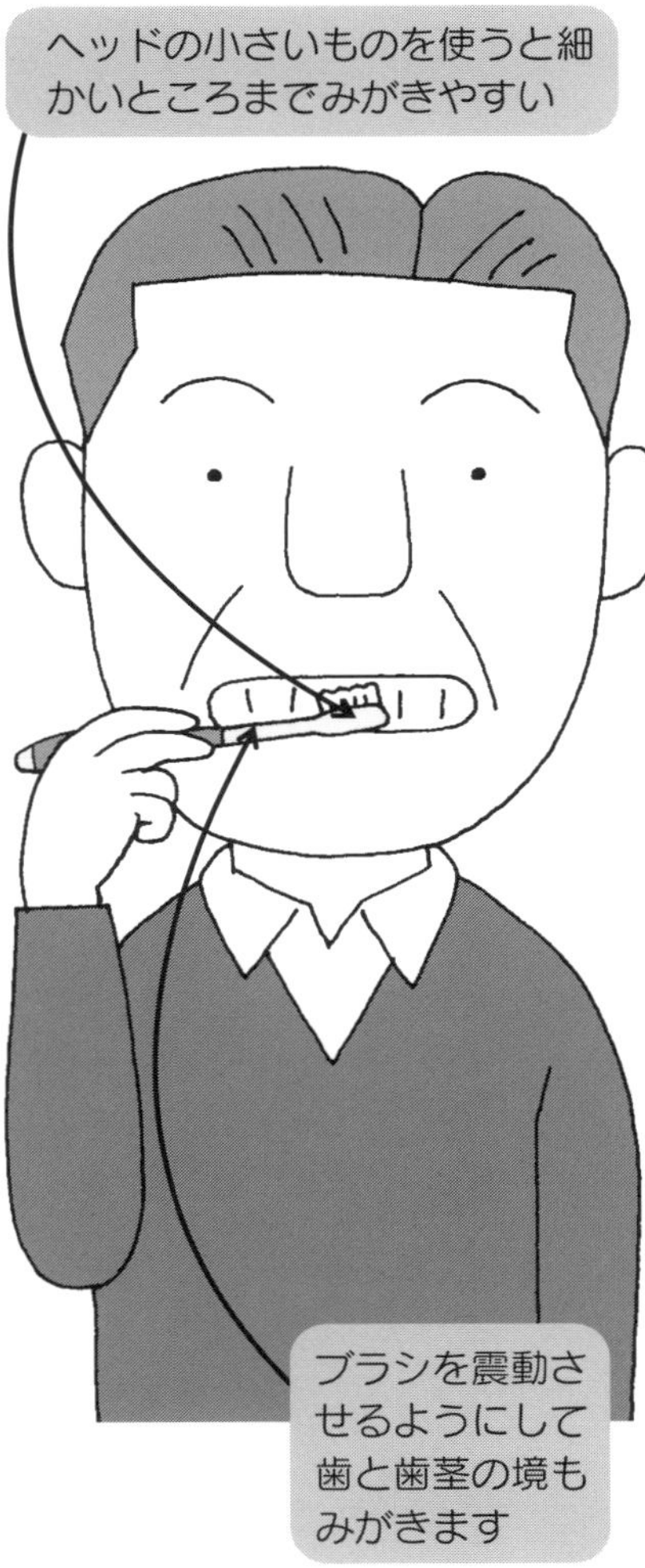
ヘッドの小さいものを使うと細かいところまでみがきやすい
ブラシを震動させるようにして歯と歯茎の境もみがきます

セルフケアのポイント

がん治療前の歯みがきやうがいなどのコツをまとめました。体調やそのときの口の状態によっても異なるので、歯科受診で得たアドバイスを優先しましょう

うがい

水道水でいいので、毎食後はもちろん、日中も2～3時間おきに行うようにします

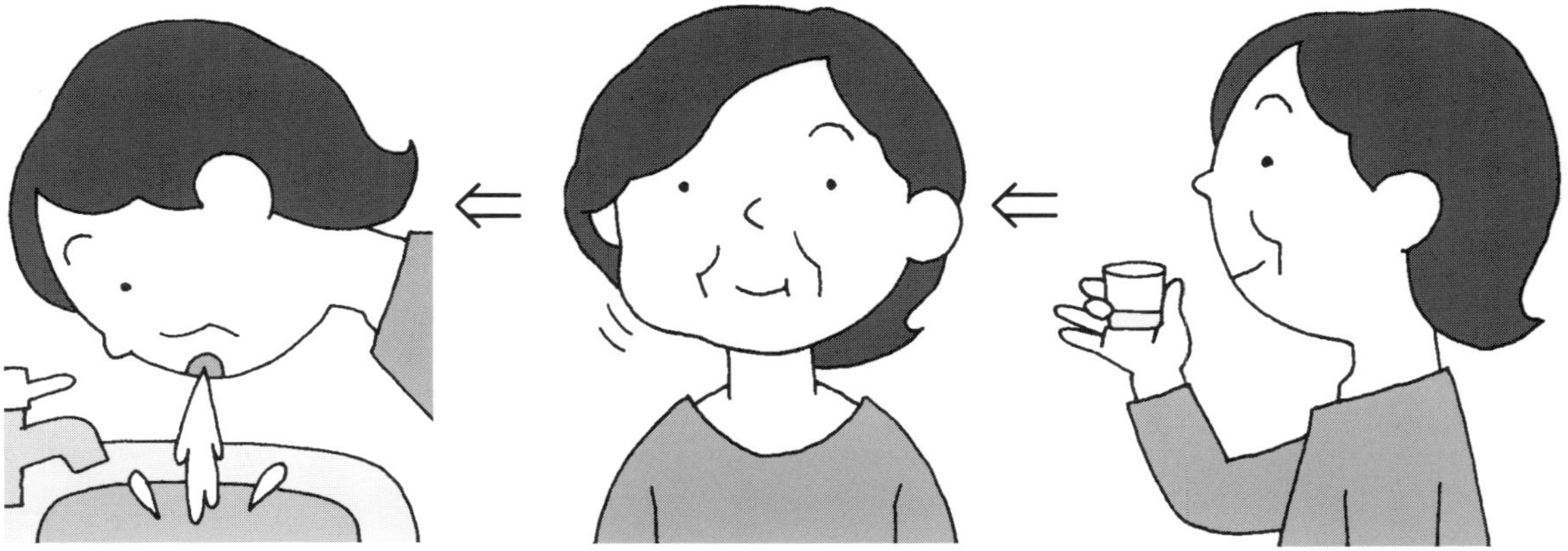

水は少量を口に含みます。「梅干し大くらい」が適量とされています

水を口全体に移動させながら、10 ～ 20 秒程度ぶくぶくうがいをします

終わったら吐き出します。ここまでを3回ほどくり返しましょう

◆◇◇その他の道具は使うべきか

オーラルケアグッズとして一般によく知られているのが、電動歯ブラシや歯間ブラシ、フロスでしょう。

これらの道具は上手に使わないとかえって口の中や歯を傷つけてしまうので、あわてて使い始めるより、まずは歯みがき・うがいをしっかりしましょう。

それでも試してみたいという方は、歯科で使い方を指導してもらうようにしてください。

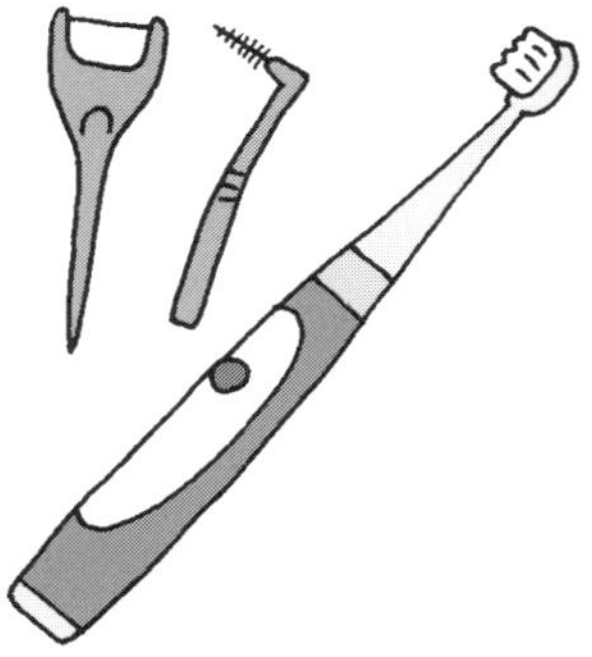

義歯を使っている方へ

❖きれいに見えても油断せず、洗浄やお手入れを怠らないようにしましょう。

入れ歯だからこそ治療前には歯科へ

義歯、すなわち入れ歯には、大きく分けて「部分入れ歯」と「総入れ歯」の2種類がありますが、どちらを使っていても、がん治療前の歯科受診は必要となります。

義歯は人工物なので、それ自体が虫歯になることはありません。ですが、一見きれいに見えても汚れや細菌が付着していることがあります。

また、合わなくなった義歯は、口の中と接する部分が粘膜を傷つけてしまうこともあります。がん治療を受けるまでのメンテナンスに十分注意しましょう。保管もおろそかになりがちです。清潔な容器を使うようにしてください。

がん治療前に歯科で診てもらうところ

以下に示した部分を観察するとともに、義歯の取り扱いや洗浄全般についてアドバイスしてくれるはずです

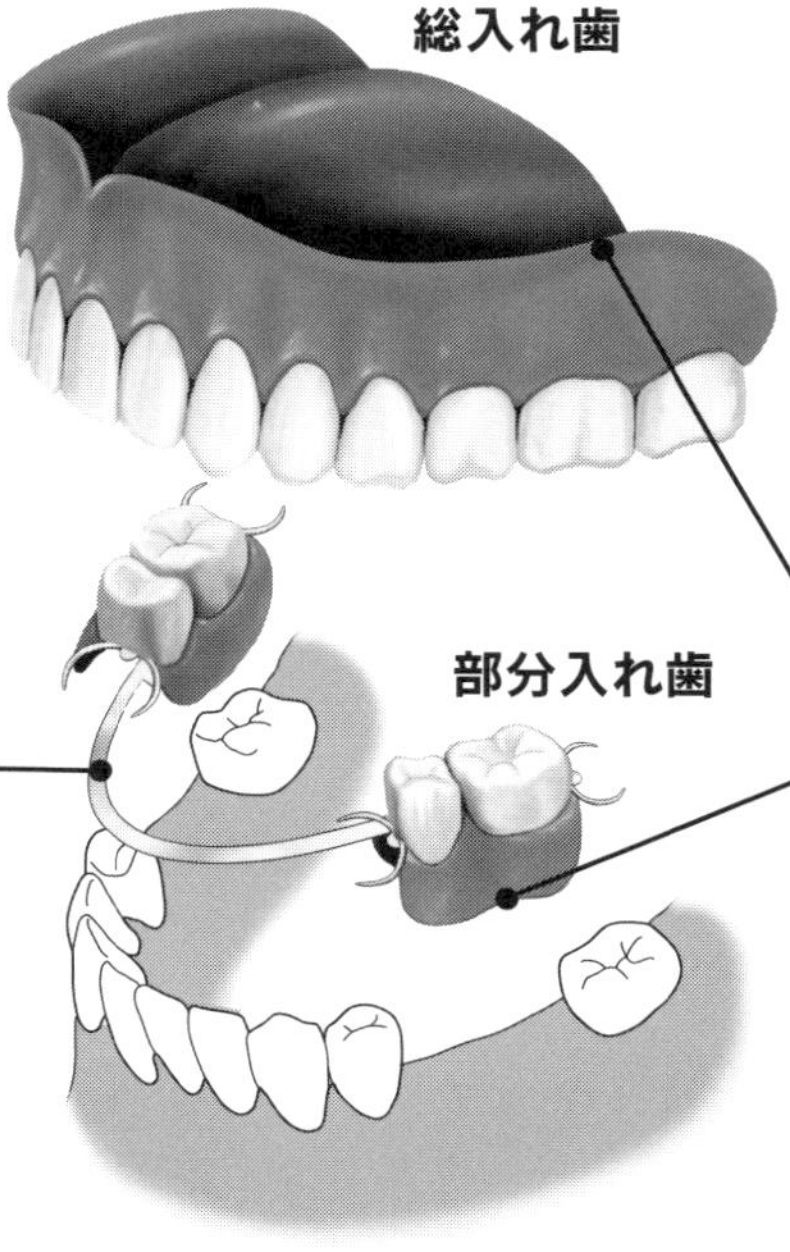
総入れ歯
部分入れ歯
状態によっては歯科医の判断で義歯の調整や作り替えを行うこともあります
歯肉と接する部分（義歯床）の不具合で、痛みが出たり傷ができていないかチェックします
クラスプ（留め具）やばねなどが粘膜にあたって傷ができていないか診ます

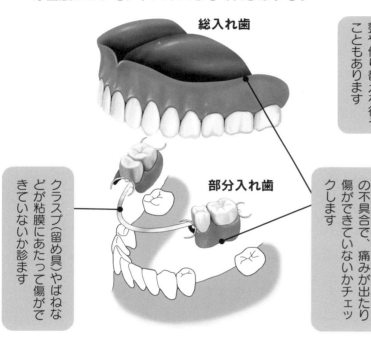

日常のお手入れをどうするか

がんの治療前は次の３つのポイントに注意します

① 汚れが残りやすいところを念入りに洗う

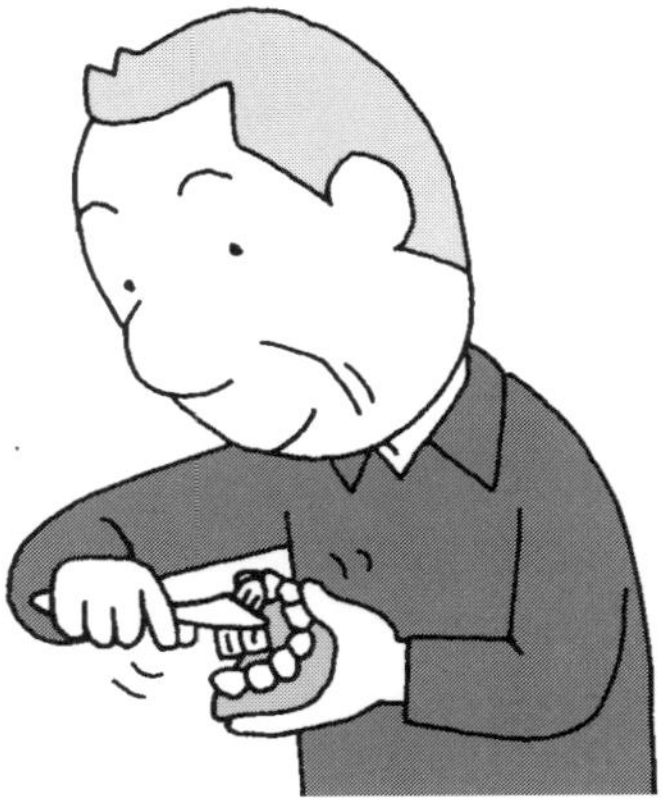

クラスプや義歯床のへこみ部分などは汚れが残りやすいので、念入りに洗います。洗浄液を使うのもおすすめです

② 外しているときに乾燥するのを防ぐ

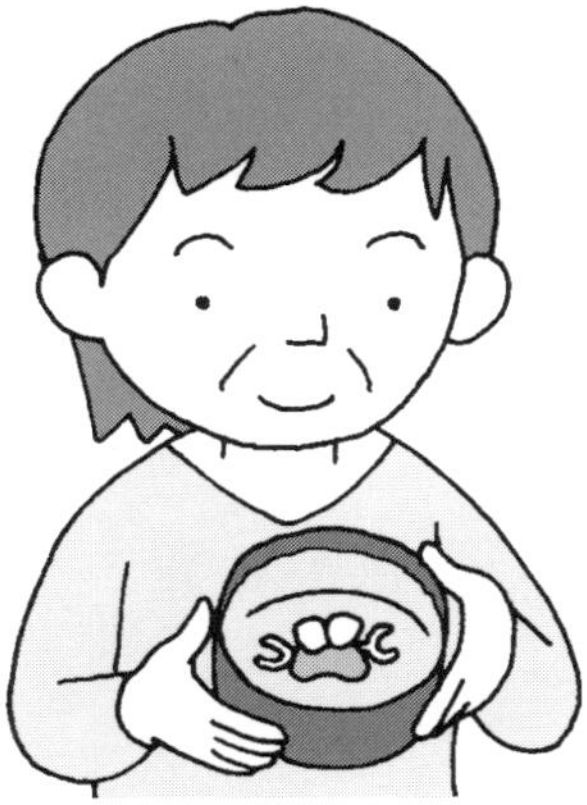

乾燥は義歯の傷みを早め、変形による不適合を招きます。眠るときや使わないときは、必ず水につけましょう

③ 傷んだり壊れたりしたら必ず歯科へ

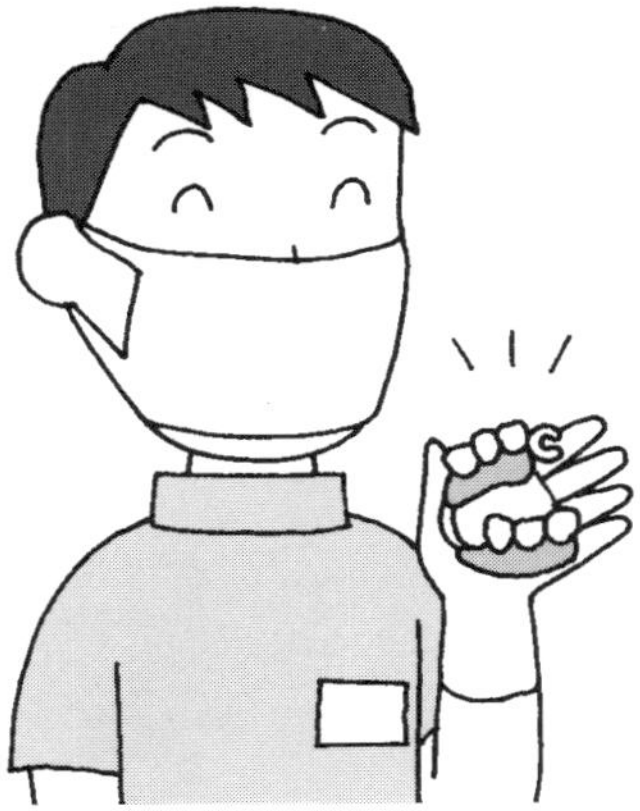

クラスプが曲がってしまったり、口に合わなくなったりしている場合は、早めに歯科で調整してもらってください

◆◇◇ 自分の歯のお手入れも忘れないように

部分入れ歯の方は、義歯周辺の歯のセルフケアを怠らないようにしてください。クラスプがかかる歯はとくに歯垢がたまりやすいので、イラストのように、歯の間にブラシを入れて、いろいろな角度からみがくようにしましょう

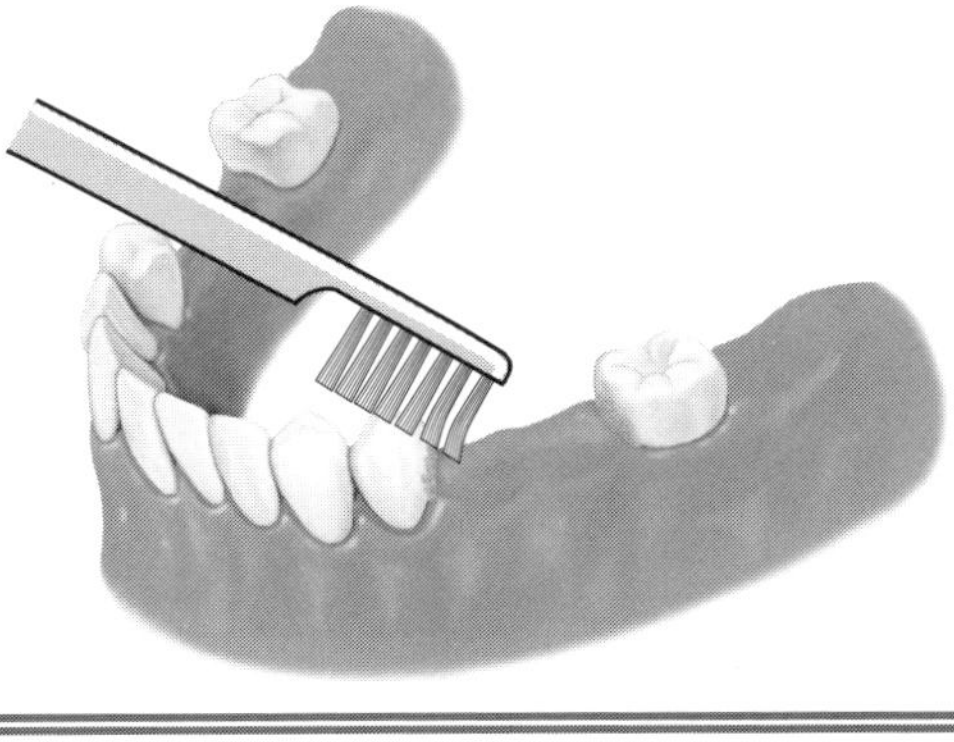

食べられないときこそセルフケアを

❖食事ができないときでも口のお手入れは必要です。

口から食べないと口腔はかえって汚れる

絶飲食すると下のイラストで示した浄化作用がはたらかなくなるため、食べるときに比べて口の中が汚れやすくなります

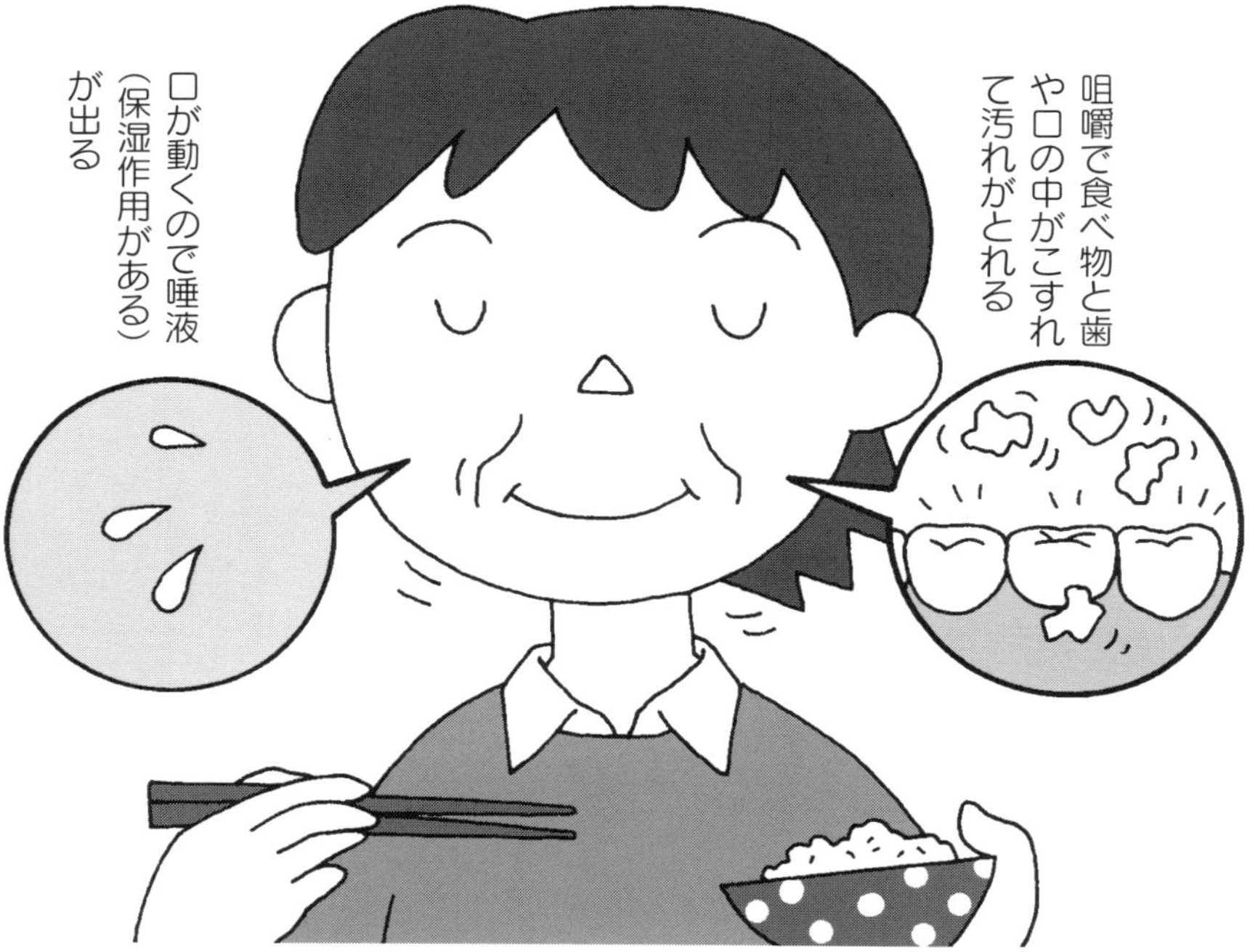
咀嚼で食べ物と歯や口の中がこすれて汚れがとれる
口が動くので唾液（保湿作用がある）が出る

手術部位により経過が異なる

がんの手術直後は、一時的に絶飲食となる場合もあります。口から食べないとかえって口の中は汚れるので、できるだけセルフケアは継続しましょう。

その後の経過は手術部位によって異なります。呼吸器や泌尿器など、食事に直接関係ない部位の場合は、通常の歯みがきやうがいを続けます。消化器や頭頸部では、飲み込みや消化の機能をチェックしてから、少しずつ食事が再開されます（次ページ参照）。

義歯については、病院から指示があればそれに従い、ないようであれば食事をしないときでも入れるようにしてください。

消化器系の手術と口腔ケア

手術直後
病院スタッフの指導のもとセルフケア開始

◉状態により絶飲食になることもあります

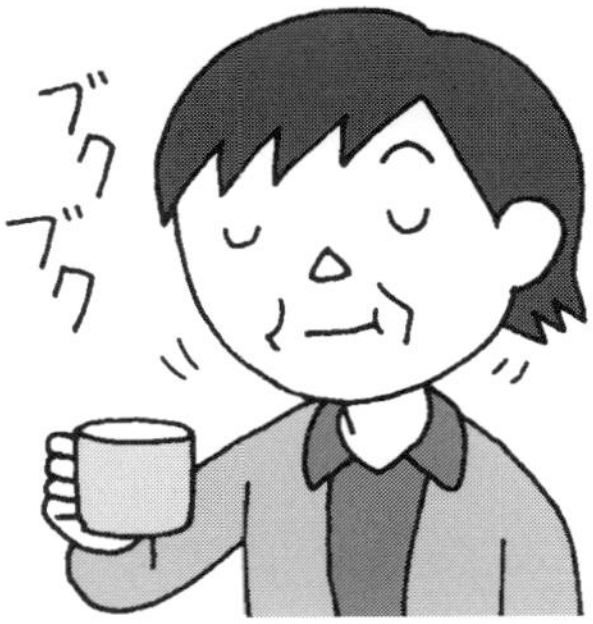

2～4日経過
口のセルフケアを継続

◉検査で問題がなければ、水や流動食から食事を再開します（手術部位による）

5～7日経過
退院。自宅でセルフケアを継続

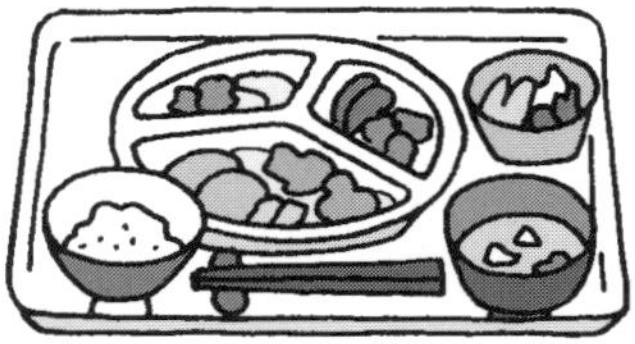

◉徐々に常食に近づきますが、体に負担をかけないようゆっくり食べましょう

頭頸部の手術と口腔ケア

手術直後
看護師・歯科衛生士などによる口腔ケア

◉傷が落ち着くまで絶飲食になります

4～5日経過
傷を刺激しない道具で歯みがき・うがい

◉嚥下機能（飲み込み）の検査後、可能ならゼリーから食事開始。経管栄養をあわせて使うこともあります

1週間以降
できるだけ自分でセルフケアを継続

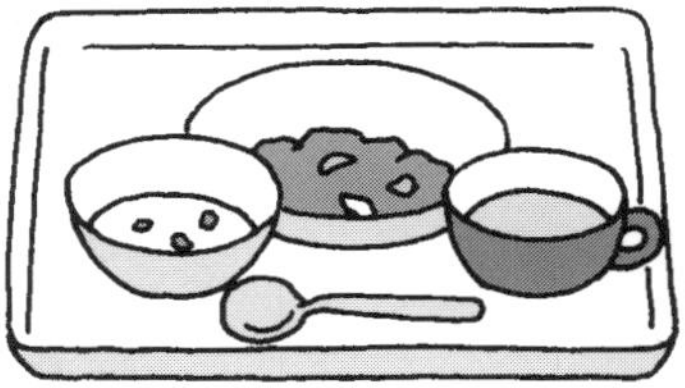

◉流動食から軟菜食へと、口のリハビリをしながら食事をかえていきます

※あくまで目安。治療の経過によって個人差が出ます

口の中にくり返しトラブルが起こる

❖粘膜の炎症と味覚の変化への対応がおもな課題になります。

抗がん剤治療で起こる口の中の変化

↑抗がん剤投与

1週目

3～4日経過

口の粘膜がはれぼったくなり、ひりひりしはじめます。3日目ごろから感じる味に変化が出るようになり、治療のあいだ継続します

5～7日経過

粘膜が赤くなり、一部がはがれて傷をつくります。唾液を分泌する細胞がダメージを受け、口の中が乾燥してきます

2週目

10～12日経過

傷や痛みがもっとも強い時期です。セルフケアに努めましょう（第4章を参照）

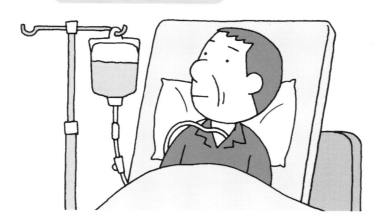

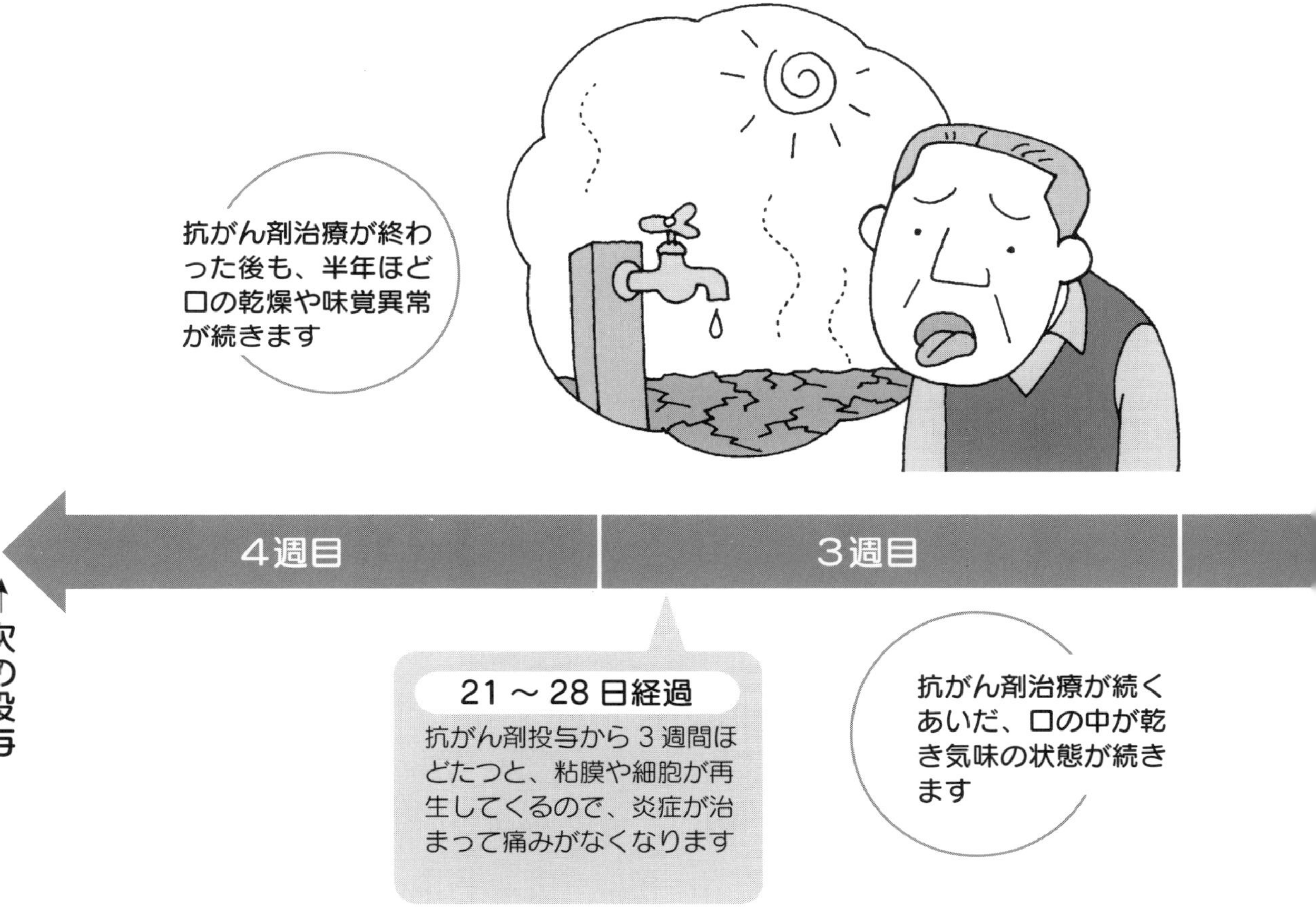
抗がん剤治療が終わった後も、半年ほど口の乾燥や味覚異常が続きます
抗がん剤治療が続くあいだ、口の中が乾き気味の状態が続きます
3週目
4週目
←次の投与
21～28日経過
抗がん剤投与から3週間ほどたつと、粘膜や細胞が再生してくるので、炎症が治まって痛みがなくなります

トラブルはくり返すが治療後は必ず回復する

抗がん剤は、薬剤の種類やその組み合わせによって使われ方が異なりますが、基本的には上の図のように、3～4週に1回（または複数回）投与を1コースとし、これを一定期間くり返します。

抗がん剤はがん細胞をたたく有効な手段ですが、それ以外の正常な細胞にまで影響（副作用）が出るのが難点です。投与がくり返されることで、副作用もくり返されることになります。

副作用としては脱毛や吐き気などがよく知られていますが、口については粘膜の炎症（口内炎）、味覚の変化、唾液が出にくくなり口の中が乾燥する（あるいはねばつく）、といったことが起こります。かつてはこうした副作用に耐えられず、抗がん剤治療の中止を求める患者さんもいたほどです。

薬剤の影響がなくなれば治りますが、口の手入れに気を配って負担を減らすことが重要です。

口腔に放射線が当たり異常が起こる

❖頭頸部領域への放射線治療で、口腔内に放射線が当たる場合は要注意です。

頭頸部の放射線治療で起こる口の中の変化

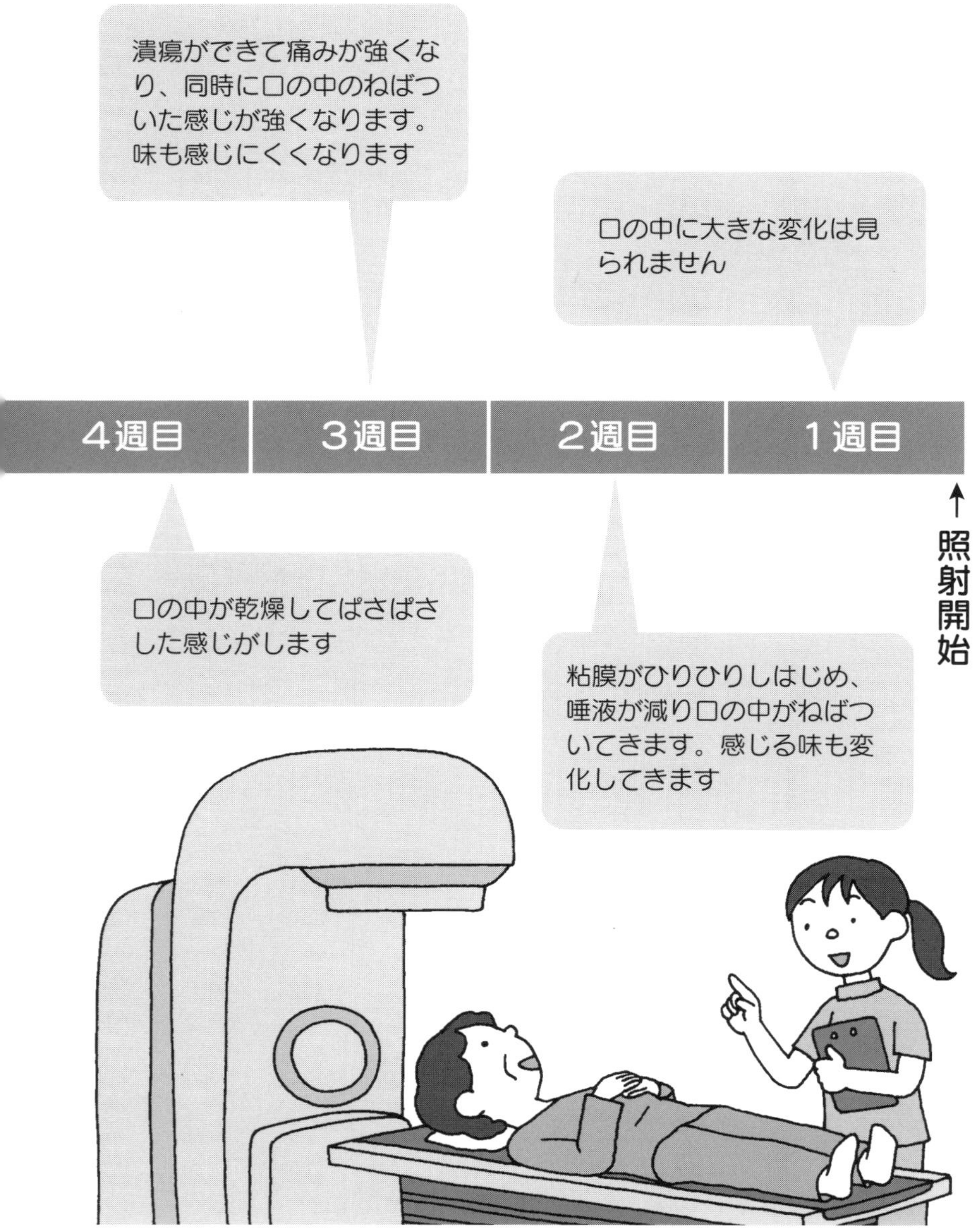
1週目
口の中に大きな変化は見られません
2週目
粘膜がひりひりしはじめ、唾液が減り口の中がねばついてきます。感じる味も変化してきます
3週目
潰瘍ができて痛みが強くなり、同時に口の中のねばついた感じが強くなります。味も感じにくくなります
4週目
口の中が乾燥してぱさぱさした感じがします
↑照射開始

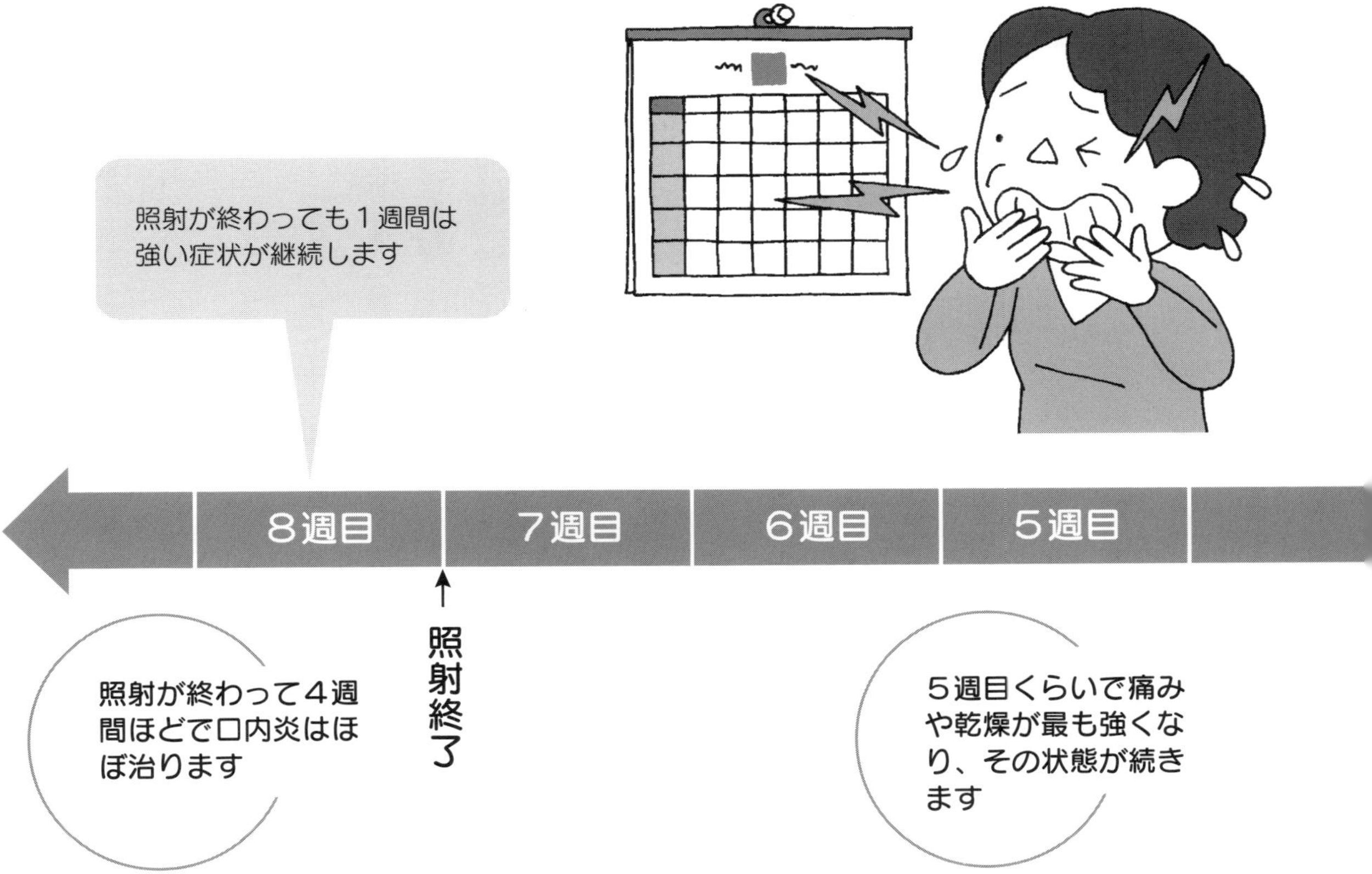
5週目
6週目
7週目
8週目
5週目くらいで痛みや乾燥が最も強くなり、その状態が続きます
照射終了
照射が終わっても1週間は強い症状が継続します
照射が終わって4週間ほどで口内炎はほぼ治ります

長期間続く口のトラブルに注意

がん細胞に放射線を当てて増殖を抑えるのが放射線治療です。この治療では、体の正常な組織に放射線が当たってしまうことにより、トラブルが起こります。

よく知られているのは照射部位の皮膚が赤くなる・かゆくなるといったものですが、他に腹部への照射では吐き気や下痢・食欲不振などが起こります。

放射線治療はその照射目的によって、大きく①根治的照射、②予防的照射、③術前・術後照射、④緩和的照射にわけられます。このうち口に強く影響するのは、頭頸部がんへの根治的照射です。上図のように弱い放射線を一定期間（この場合は7週間、一回数秒程度）かけて照射しますが、治療後もトラブルの症状が残ります。

とくに味覚の変化や口の中の乾燥は治療後も5年以上継続することが多いので、セルフケアがより重要になります。

COLUMN①

医科と歯科の連携が進んでいる

がん治療の質を担保し、治療を継続するためには、口腔ケアが不可欠です。しかし、現在のところ、がんを治療する病院すべてに歯科があるわけではありません。大半の病院ではがん患者さんに十分な歯科の支持療法が行われていないのが現実です。

　そうした状況をカバーするために、医科歯科連携事業が進んでいます。これは、地域の歯科診療所の歯科医師に、がん治療にともなう口腔合併症予防のためのケアの講習会を行い、がん診療連携登録歯科医になってもらおうという取り組みです。２０１６年1月末日時点で約1万２６００人が連携登録歯科医となっており、ウェブサイト「がん情報サービス」で名簿が*公開されています（各種検索サイトで「がん診療連携登録歯科医」と入力して検索してください）。歯科診療所のがん患者さんの受け入れ態勢は整いつつあります。

　あなたやあなたのご家族ががんの治療を始める前に、医師から歯のチェックについて何も言われなかったら、ぜひ「治療を始める前に、歯のチェックはしなくていいのですか？」と聞いてください。そして紹介状をもらい、連携登録歯科医を訪ねてください。それは、あなたを副作用から守ることになるだけでなく、「がん患者さんの口腔ケア」を日本に広げていく後押しともなるはずです。

＊http://ganjoho.jp/med_pro/med_info/databese/dentist_search.html

第3章

どのような
口のトラブルが起こるか

トラブルの種類とその原因を知っておけば、何をすればいいかがわかります。ケアの方法に進む前に、ぜひ目を通してください。

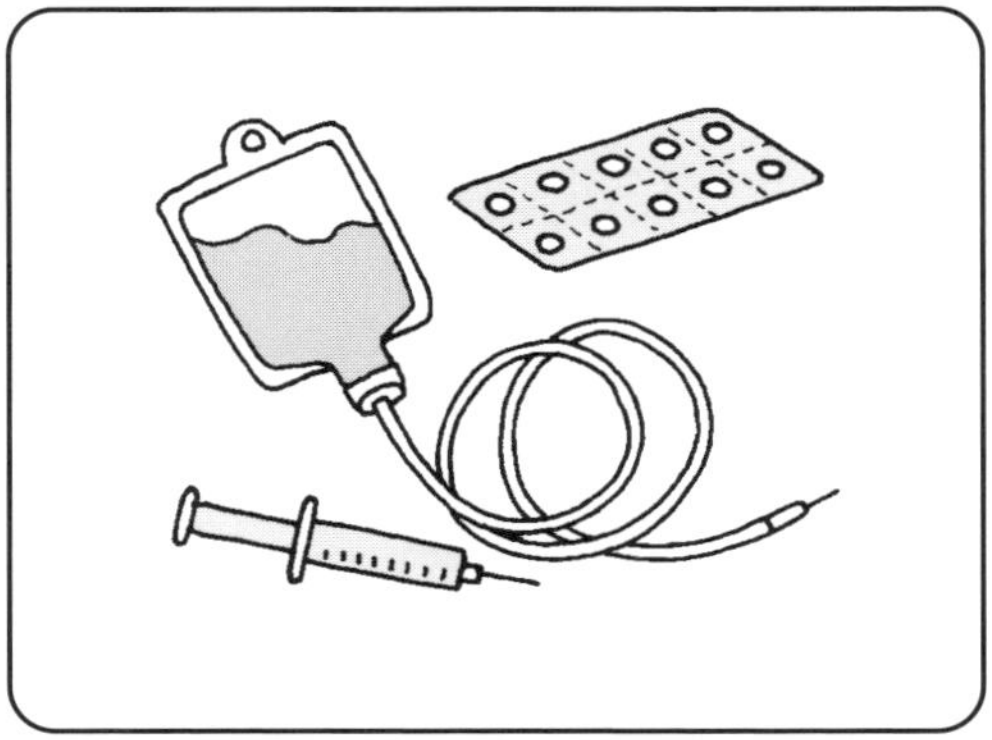

治療法によって起こる問題が異なる

❖どんな副作用や問題が起こるか、予測しやすいとも言えます。

どんなトラブルが起こるか治療法によって異なる

手術、抗がん剤、放射線が代表的ながんの治療法であることはすでに述べましたが、いずれも体への働きかけ方が違うため、口に起こるトラブルも異なります。この項ではそれぞれの一般的な傾向を紹介します。

近年のがん治療では、がんの種類やその進み具合などにもよりますが、手術＋抗がん剤、放射線＋抗がん剤、といった具合に、複数の治療法を使うことが多くなっています。また、薬剤も複数組み合わせて使われることがあります。

つまり、複数の口のトラブルがいっぺんに起こる可能性があるので、注意が必要なのです。

手術で起こるおもな口のトラブル

手術部位によって異なりますが、おもに次の2つです。感染症や肺炎は、それ自体が患者さんの命とりになりかねない重大なリスクです

◉手術部位にかかわらず◉

口が汚れていると、全身麻酔のとき口から挿入される人工呼吸器のチューブを通して口の細菌が肺に入り込み、術後肺炎の原因になることがあります

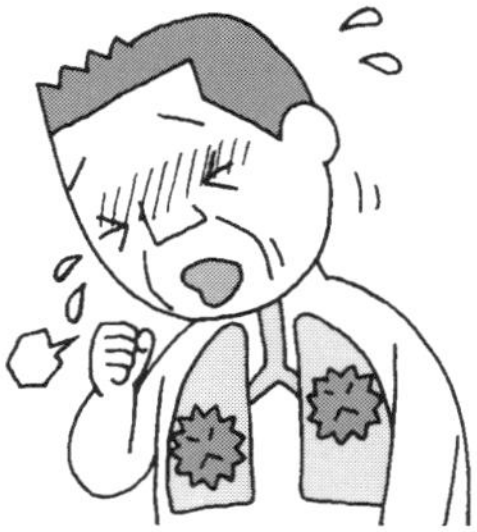

◉口やのど、食道の手術の場合◉

手術でできた傷に感染が起こることがあります。また、咀嚼や飲み込みの力が低下し、「誤嚥性肺炎」が起きやすくなります

誤嚥性肺炎とは

飲み込んだものが誤って気管に入ることを「誤嚥」といいます。通常なら誤嚥する前にむせてはき出しますが、飲み込む力が低下していると気管に入ってしまい、その異物に含まれる細菌が肺炎を起こすことがあります。これが「誤嚥性肺炎」で、手術を受けた人や高齢者の死因となりかねない危険な病気です

抗がん剤治療で起こるおもな口のトラブル

ほとんどは薬剤の影響が消えると回復します。通院治療の方でも、胃がん手術後のS-1投与、大腸がんのFOLFOX療法やFOLFIRI療法で強い口内炎が出ることがあるので要注意です

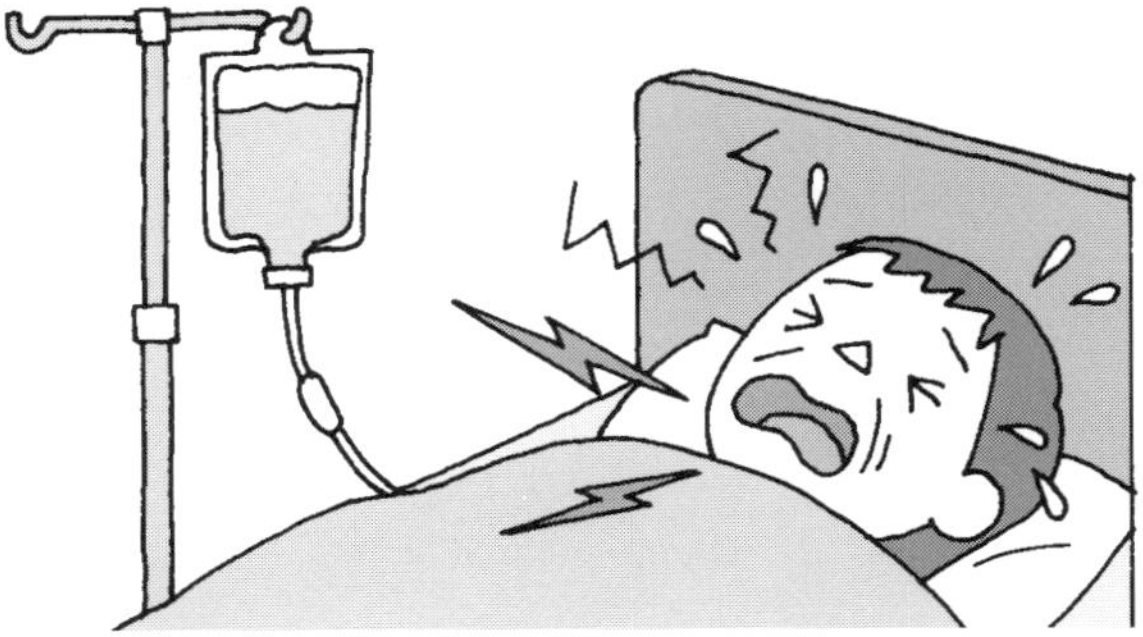

◉抗がん剤の副作用◉

抗がん剤が正常な細胞組織に影響して、口内炎や味覚の変化（味覚異常）、口の乾き（口腔乾燥）、口のまわりの痺《しび》れ感（末梢神経障害）などが起こります

◉二次的作用によるもの◉

抗がん剤で免疫が弱まって発症します。歯周病などの悪化（歯性感染症）、粘膜へのウイルス・真菌の感染（ヘルペス性口内炎やカンジダ性口内炎）などです

ビスホスホネートが使われる場合の注意

ビスホスホネートは、がんの骨への進行を抑えるため使われる薬ですが、乳がんの治療で2～3％、骨髄腫の治療で10％ほどの確率で、顎骨骨髄炎・骨壊死（あごの骨が腐る）という重篤な副作用を起こすことがあります。次のような症状があったら、必ず担当医に相談しましょう

- □歯肉が腫れて膿が出る
- □あごの骨がずきずきと痛む
- □症状が2週間以上続く

放射線治療で起こるおもな口のトラブル

体の正常な細胞を変質させてしまうので、口腔領域の場合は、回復が難しいこともあります

◉照射期間中◉

粘膜や味を感じる器官、唾液を分泌する器官がダメージを受けるため、強い口内炎、味覚の変化、口の乾燥などがみられます

◉治療後◉

口内炎は必ず回復しますが、味覚や口の乾きはなかなか回復しません。乾燥のため虫歯が増えやすくなるほか、筋肉などの組織が固くなり口が開きにくくなることもあります

炎症の痛みが大きな負担になる

❖日常生活の中でかかる口内炎とは異なり、強い炎症が広範囲に起こります。

必ず治るが痛みが強く負担が大きい

がん治療によって起こる口のトラブルのうち、治療中に最も本人を悩ませるのが口内炎だと言われています。

副作用や感染などによって起こる口内炎は、日常私たちが経験するそれとは症状の強さが異なります。舌・唇・頬の内側などの粘膜が強い炎症を起こし、しみたり出血して痛むので、患者さんにとっては大変つらいものなのです。しかも、傷の部分は細菌に感染しやすいというリスクがあります。

口内炎を治す薬はまだ開発されておらず、自然治癒を待つしかありません。治るまでのケアが不可欠です。

口内炎と口腔粘膜炎

日常経験する口内炎（stomatitis）は、ストレスや細菌・ウイルスの感染などさまざまな原因で起こります。放射線治療や抗がん剤の副作用で起こる口内炎は、専門的には「口腔粘膜炎（oral mucositis）」と呼ばれますが、本書ではわかりやすく「口内炎」で統一しています

口内炎の評価スケール

炎症の程度を測る目安です。矢印の中の数字は、10ページ掲載のペインスケールのそれにおおむね対応しています

痛み 1 2 3 4 5 6 7 8 9 10

◉グレード1
粘膜が赤みを帯び、ヒリヒリした感じや熱があるものの、食べるのに問題はない状態

◉グレード2
潰瘍部分にジーンとした痛みがあり、食品を食べやすく加工したり局所麻酔薬でうがいをすれば食べられる状態

◉グレード3
潰瘍部分の痛みや熱っぽさが強くて食べることができず、十分な水分補給も難しい状態

◉グレード4
組織の壊死やひどい出血が見られる状態。ここまで悪化することはそれほど多くない

口内炎の発症から回復までのイメージ

①治療開始
放射線や抗がん剤が、がん細胞とその他の組織に作用します

②発症・悪化
副作用で炎症が起こり、体内で炎症物質が作られて悪化し、傷ができます

③感染
傷ついた部分に細菌が感染することがあります。口腔ケアで避けなければなりません

④回復
治療が終わると細胞が増え、徐々に傷が癒えていきます

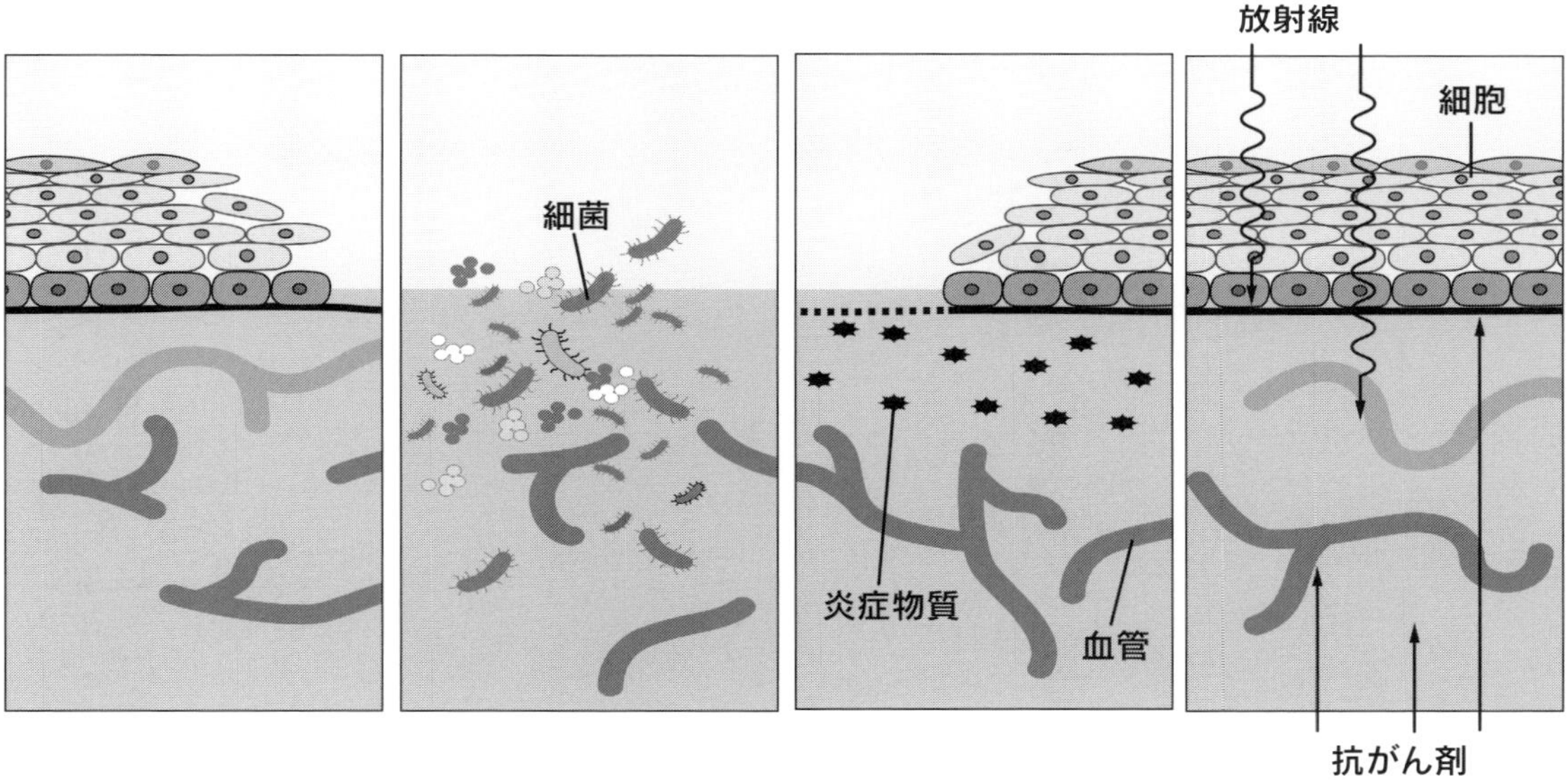

◆◆◆ 食べられないときは病院へ

痛いところを避けたり、薬で痛みを抑えて食べられるうちはいいのですが、対策をしても食事ができないようなら病院に連絡しましょう。口内炎の痛みで何も口にできないままでは、体が衰弱してしまいます。入院して点滴や経管栄養（チューブで胃や腸に直接栄養を送る療法）による治療を検討する必要があります

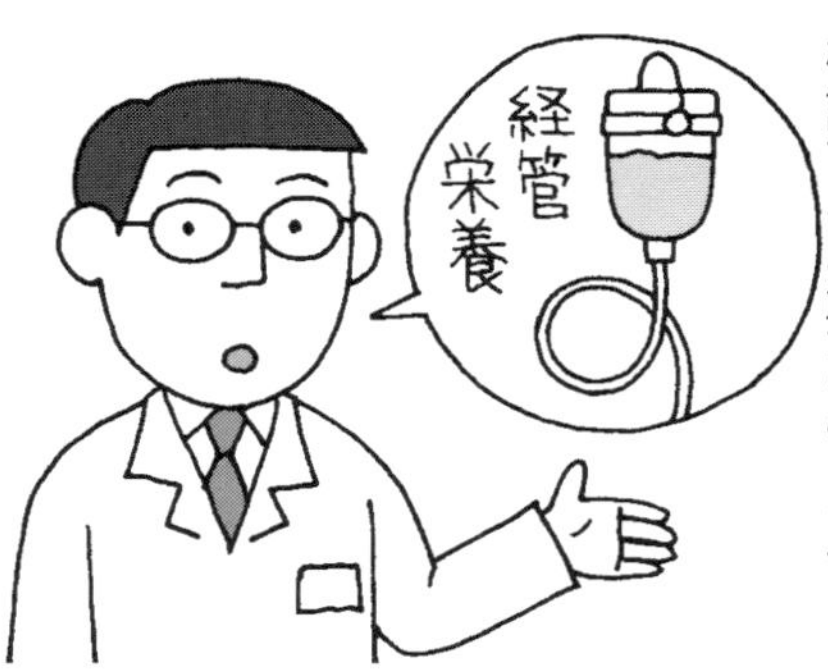

口内炎②

口内炎を引き起こしやすい抗がん剤は

❖自分や家族の治療に使われる抗がん剤の名称を知っておけば、心の準備ができます。

健康な細胞に作用して口内炎が引き起こされる

抗がん剤は、狭義の「抗がん剤」と「分子標的薬」に分類されます。

狭義の抗がん剤は「殺細胞薬」とも呼ばれ、毒として作用してがん細胞を破壊しますが、周囲の正常な細胞にも同じようにはたらくので副作用が起こります。分子標的薬は特定の細胞にだけ作用する薬剤ですが、残念ながらこちらも副作用が出るので要注意です。

次ページに口内炎を起こしやすい薬のリストを掲載しました。副作用をうまくやわらげるためには、がん治療に使われる薬を把握して予測される事態に備える必要があります。

抗がん剤の種類とその特徴

単独で使われることもありますが、複数を組み合わせる「多剤併用療法」もあり、組み合わせはレジメンと呼ばれる治療計画書で決められています

◎殺細胞薬
がん細胞のDNAなどに作用して破壊し、増殖を止めます。植物の毒性成分などを利用して作られます

◎分子標的薬
がん細胞の増殖に関係する特定の物質だけをピンポイントに狙います

◎ホルモン剤
ホルモンの分泌や作用を抑えることで、ホルモンの刺激によって増殖するタイプのがんの進行を止めるのが、この種の薬です

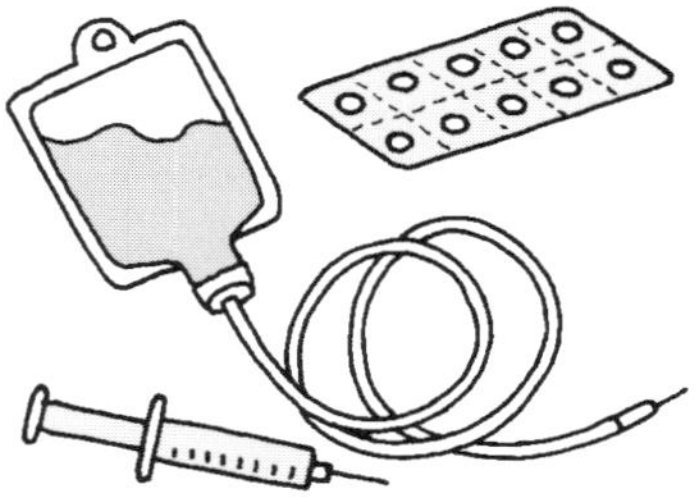

口内炎を起こしやすい抗がん剤

殺細胞薬

種類	一般名	適応
植物アルカロイド	イリノテカン	肺がん、卵巣がん、胃がん、大腸がんなど
	エトポシド	肺がん、子宮頸がん、白血病など
代謝拮抗薬	フルオロウラシル	胃がん、大腸がん、肝がん、食道がんなど
	メトトレキサート	白血病、乳がん、膀胱がんなど
	テガフール・ギメラシル・オテラシル	胃がん、大腸がん、膵がん、頭頸部がんなど
	カペシタビン	胃がん、大腸がんなど
	シタラビン	胃がん、胆嚢がん、膵がん、肝がんなど
	ゲムシタビン	肺がん、膵がん、胆道がんなど
	ヒドロキシカルバミド	慢性骨髄性白血病
アルキル化薬	メルファラン	多発性骨髄腫、白血病（造血幹細胞移植の際の前処置）など
	シクロフォスファミド	多発性骨髄腫、悪性リンパ腫など
プラチナ製剤	シスプラチン	胃がん、肺がん、膀胱がん、頭頸部がん、卵巣がんなど
タキサン系抗がん剤	パクリタキセル	卵巣がん、肺がん、乳がんなど
	ドセタキセル	乳がん、胃がん、大腸がんなど
抗がん性抗生物質	ブレオマイシン	皮膚がん、頭頸部がん、食道がんなど
	ダウノルビシン	急性白血病
	ドキソルビシン	悪性リンパ腫、多発性骨髄腫など
	アクチノマイシンD	ウイルムス腫瘍など

分子標的薬

一般名	適応
エベロリムス	腎細胞がん、乳がん
ラパチニブ	乳がん
トラスツズマブ	乳がん、胃がん
セツキシマブ	大腸がん、頭頸部がん
パニツムマブ	大腸がん
ゲムツズマブオゾガマイシン	急性骨髄性白血病

乾燥が多くのリスクを生む

❖口の中の唾液が減ると、飲食だけでなく歯にも影響することがあります。

大唾液腺の位置と役割

耳下腺からはおもに消化作用のある唾液が、舌下腺と顎下腺からは粘膜を守るはたらきをする唾液が分泌されます

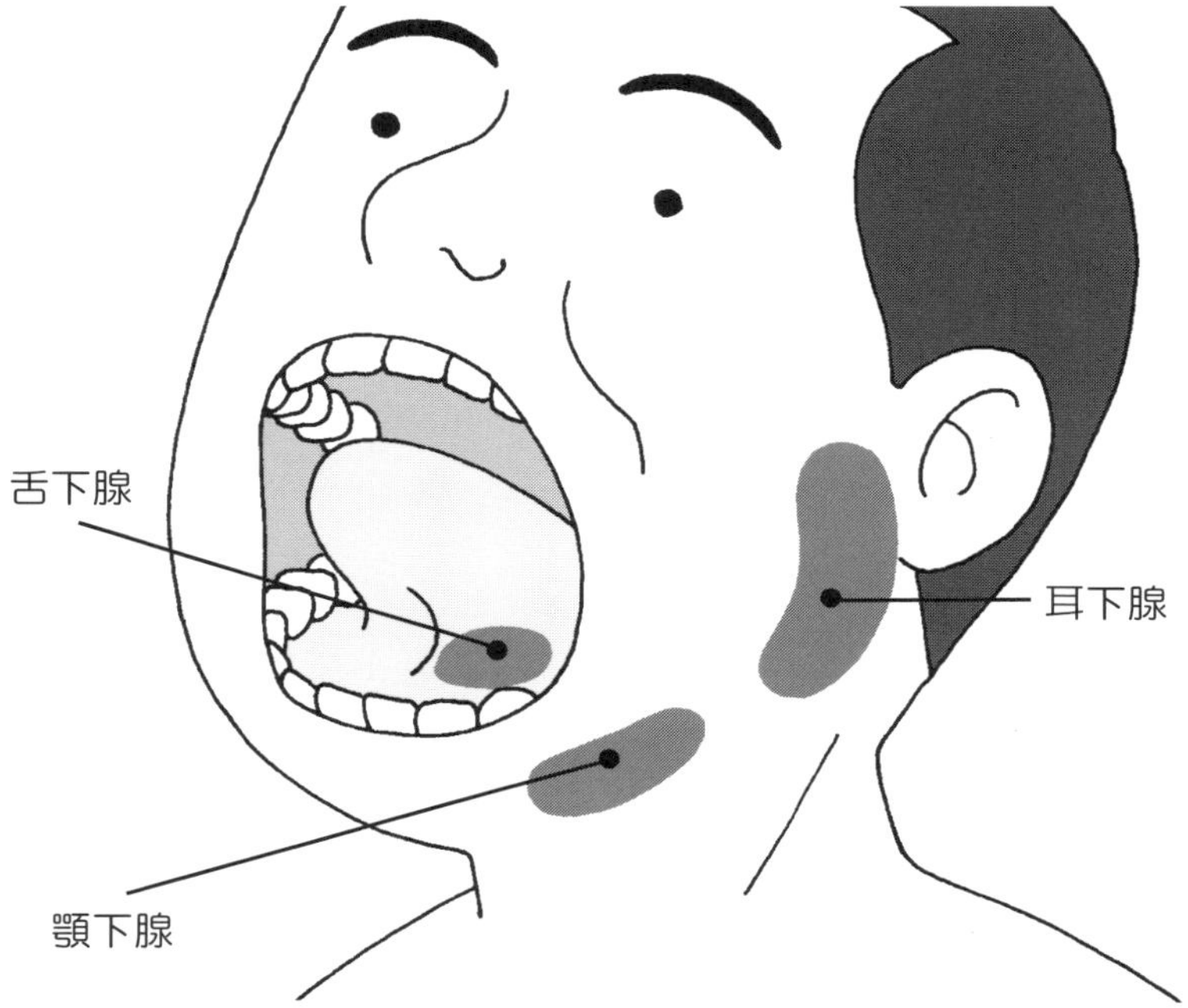

口に放射線が当たると唾液腺が傷つく

口の粘膜やその周辺には、上のイラストに示した3つの大唾液腺と無数の小唾液腺があり、毎日1〜1・5リットルほどの唾液を分泌しています（体調や年齢などによって差があります）。

これら唾液腺の細胞が抗がん剤や放射線の影響で傷つくと唾液の出が悪くなり、口の中が乾燥します。とりわけ口周辺に放射線が当たると組織が大きく損傷を受け、乾燥が長引くことになります。

よく知られたことですが、唾液は多くのはたらきを担っているので、それが止まってしまうと、治療や生活のさまざまな面で次ページのような支障が出てきます。

口腔乾燥によるリスク

唾液のはたらき

●食べることを助ける
唾液には消化酵素やミネラルが含まれており、食物をかみ砕きやすくし、味を舌に伝え、消化を助けています

●口腔を洗浄する
粘膜や歯を覆うので、口の中に細菌がつきにくくなります。また、くっついた汚れや細菌を洗い流す役割も果たしています

●口の中を潤す
水分によって口の中やのどの湿り気を維持しています

唾液が出なくなると

●食べるのが困難に
嚙んでも食べ物がまとまらず、飲み込みにくくなります。使っている義歯が合わなくなることもあります

●虫歯ができやすくなる
短期間で一気に進行するので要注意。放射線治療後、半年でほとんどの歯が虫歯になったケースもあります

●違和感や痛みが出る
口にねばつきを覚えたり、乾きを感じます。灼熱感のため会話すら難しくなる方もいます

回復には時間がかかる

右下のグラフから、放射線治療では治療開始後52週たっても唾液量がもとに戻らないことがわかります。抗がん剤の場合(左)でも、全快には１年弱ほどかかっています

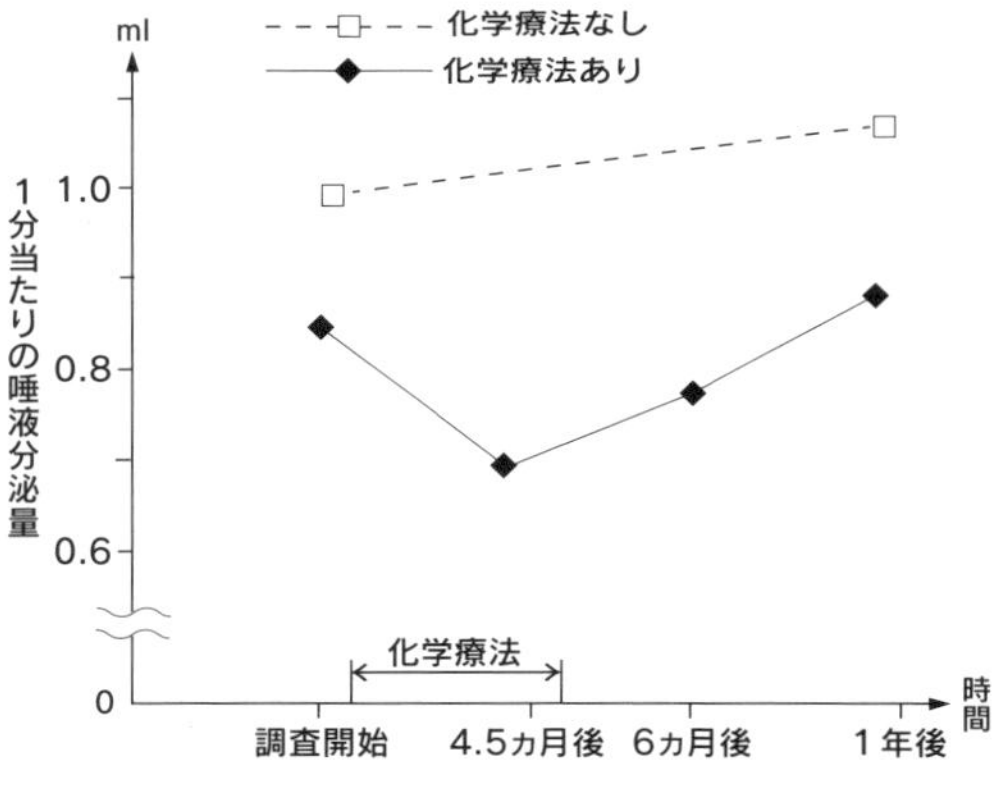

◆抗がん剤治療のときの唾液量の変化
（乳がんの標準化学療法の場合）

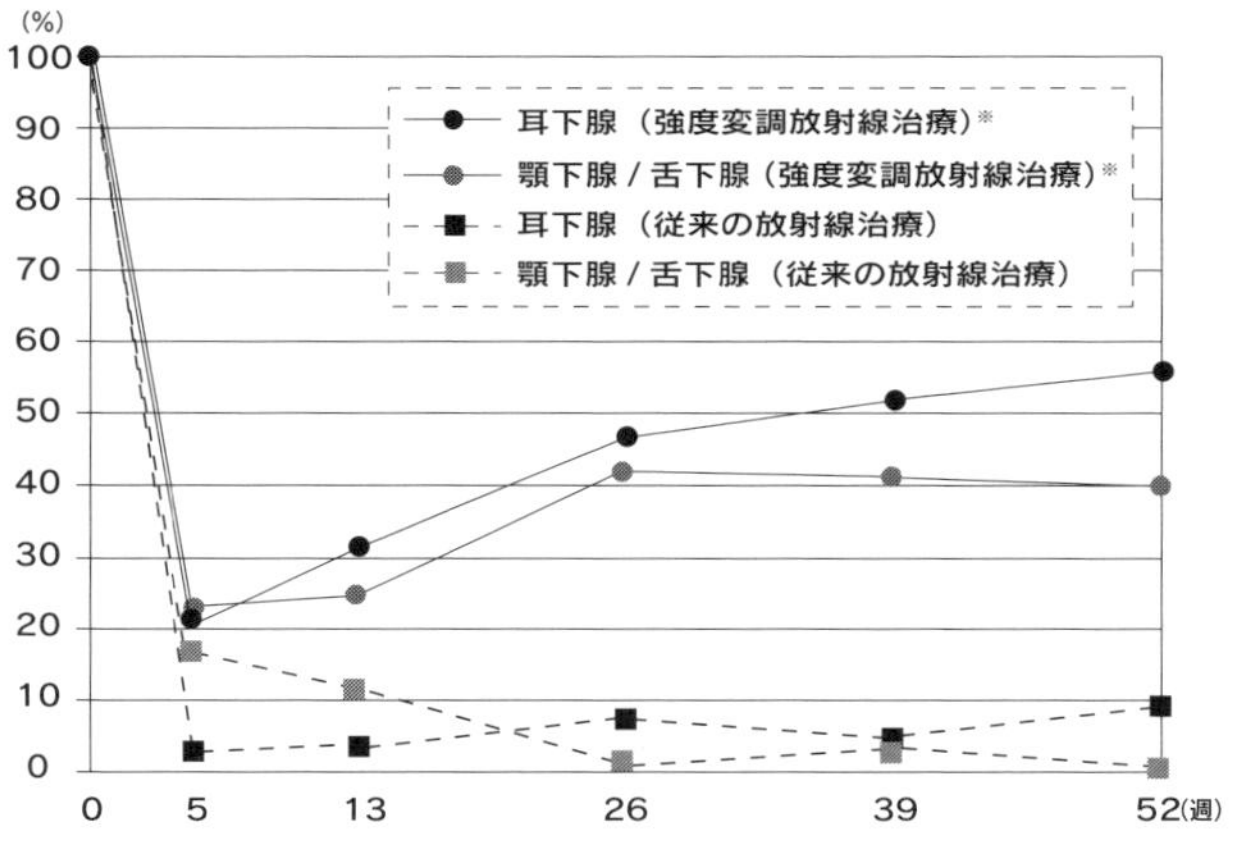

◆頭頸部領域への放射線治療のときの唾液量の変化

※有害事象軽減のため放射線に強弱をつけ多方向から照射する高度な治療法

食生活を大きく損ねる原因に

❖体力や意欲を低下させ、治療の妨げとなるので要注意です。

味覚の変化が栄養不足の原因に

がん治療中の方が味覚の変化を訴えるのは、めずらしいことではありません。味を感じないというだけでなく、「金属のような味がする」「甘みしか感じない」「味がとぶ」など、悩みもさまざまです。

「口の中がざらざらする」といった違和感を覚える人もいます。

こうした症状は、抗がん剤や口周辺への放射線治療の影響で起こることが知られています。発症のおおまかなメカニズムは、左に示した通りです。

味覚異常は、患者さんの大きなストレスになります。短いと数時間で回復することがありますが、長引くと、患者さんの食欲が低下してきて栄養不足になり、治療どころか、日々の生活を維持するのに必要な体力すら失ってしまいかねません。

味覚異常はがん治療だけでなく、治療中の生活の質に深く関わる重大な問題なのです。

なぜ味が変わるのか

味を感じるためには「唾液」「味蕾《みらい》」「神経」がうまく連係していなくてはなりませんが、そのうちどれかひとつでも障害を受けると味覚に変化が起こります

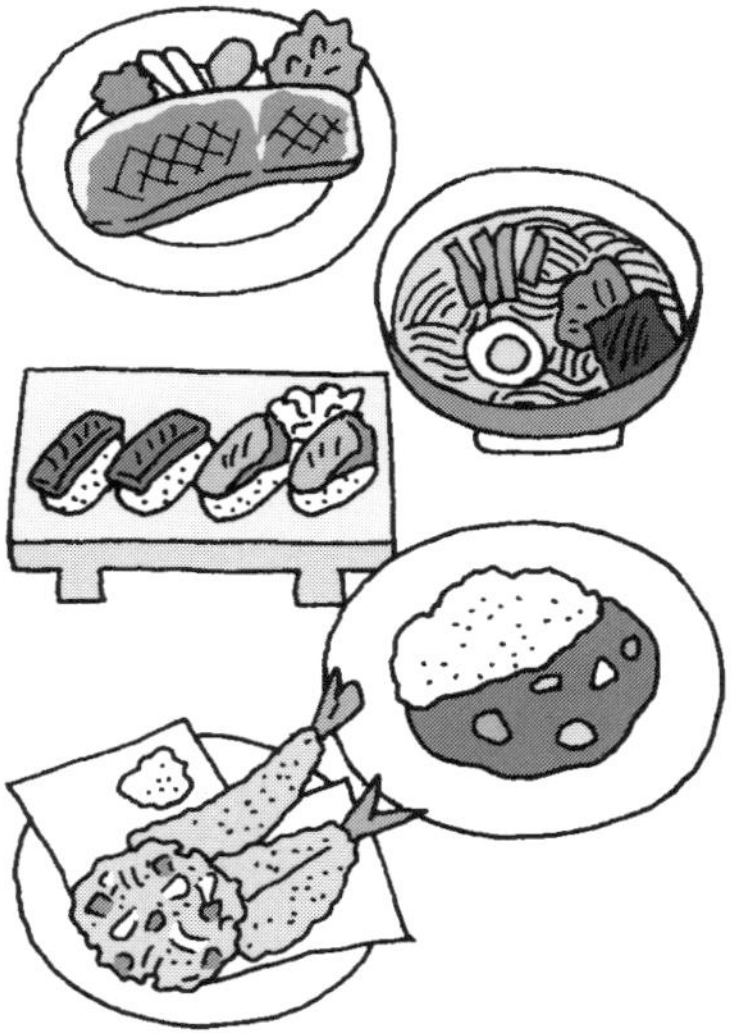

味が舌に届かない
味が残ってしまう

食物には「味質」(味成分)があり、唾液がこれを溶かして舌に届けるとともに、余分な味質を洗い流す役割をしています。唾液が少なくなると味質が届かなくなったり舌に残ったりして、味の感じ方が変わってしまいます

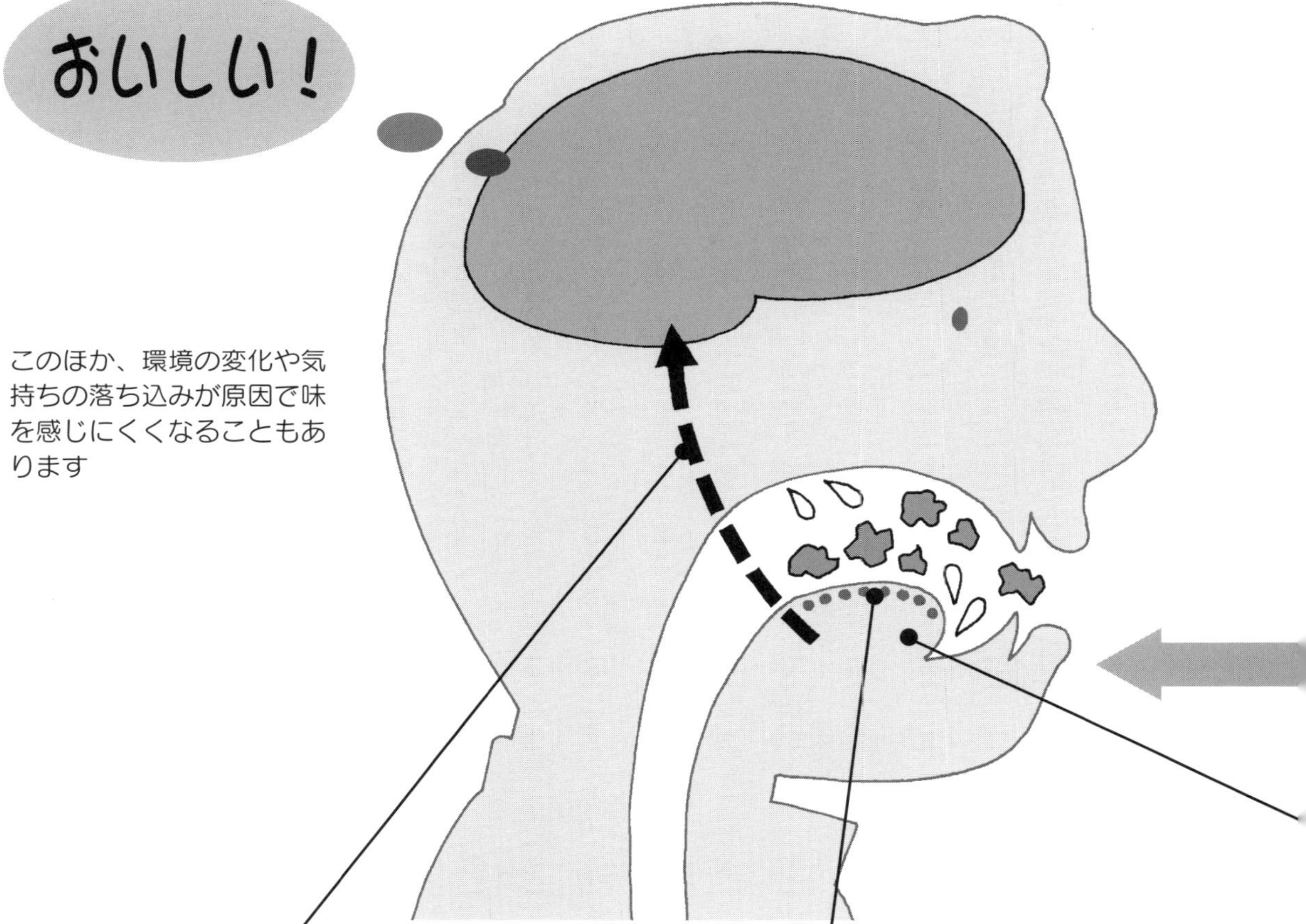

このほか、環境の変化や気持ちの落ち込みが原因で味を感じにくくなることもあります

味を脳に伝えるルートが障害される

味蕾が感知した味は神経を伝って脳に伝えられます。放射線や抗がん剤が味を伝える末梢神経にダメージを与えると、味が脳にうまく感知されなくなったり、口の中に違和感が生じる原因となります

味覚のセンサーがダメージを受ける

舌や口の中には、「味蕾」と呼ばれる味を感じるセンサーが平均約1万個あるといわれています。抗がん剤や放射線によって味蕾が損傷されると、味をうまく感じられなくなってしまいます

COLUMN②

その他の感染症やトラブルにも注意を

がん治療やその副作用で体力が落ちると、もともとあった口の問題が悪化するなどして新たな症状が起こることもあります。

がん治療によって免疫が低下すると、「カンジダ性口内炎」や「ヘルペス性口内炎」などの口腔感染症にかかりやすくなります。口の中にカビが生えてピリピリ、チクチクと弱く痛むのがカンジダ性口内炎で、ヘルペス性口内炎は痛みの強い小さな吹き出物ができるのが特徴です。どちらも軟膏や内服薬などを使えば治療できます。

食べ物が飲み込みにくくなる「嚥下障害」は、飲食のときに悩みの種となります。口やのどの周囲に口内炎ができるなどして、咀嚼されたものがスムーズに食道に送り込まれない状態です。食べ物の誤嚥につながるので、とくに高齢者は要注意です。

また、歯がしみる感じがする「知覚過敏」が起こることもあります。抗がん剤が神経に作用して生じると考えられており、がん治療が終了しても残ってしまうことがあります。

歯肉炎にかかっている人は、抗がん剤の影響で血小板が減少して歯肉からじわっと出血することがあります。

トラブルの可能性を前にして不安を感じる読者がいるかもしれませんが、たとえば感染症や歯肉の出血など、口のお手入れで避けられる症状もあります。口腔ケアを怠らないようにしましょう。

第4章
今日から始めよう！
口のケア

痛みをとり、
おいしく食べるための
さまざまな方法を紹介します。
自分に合ったやり方を
さがしてみてください。

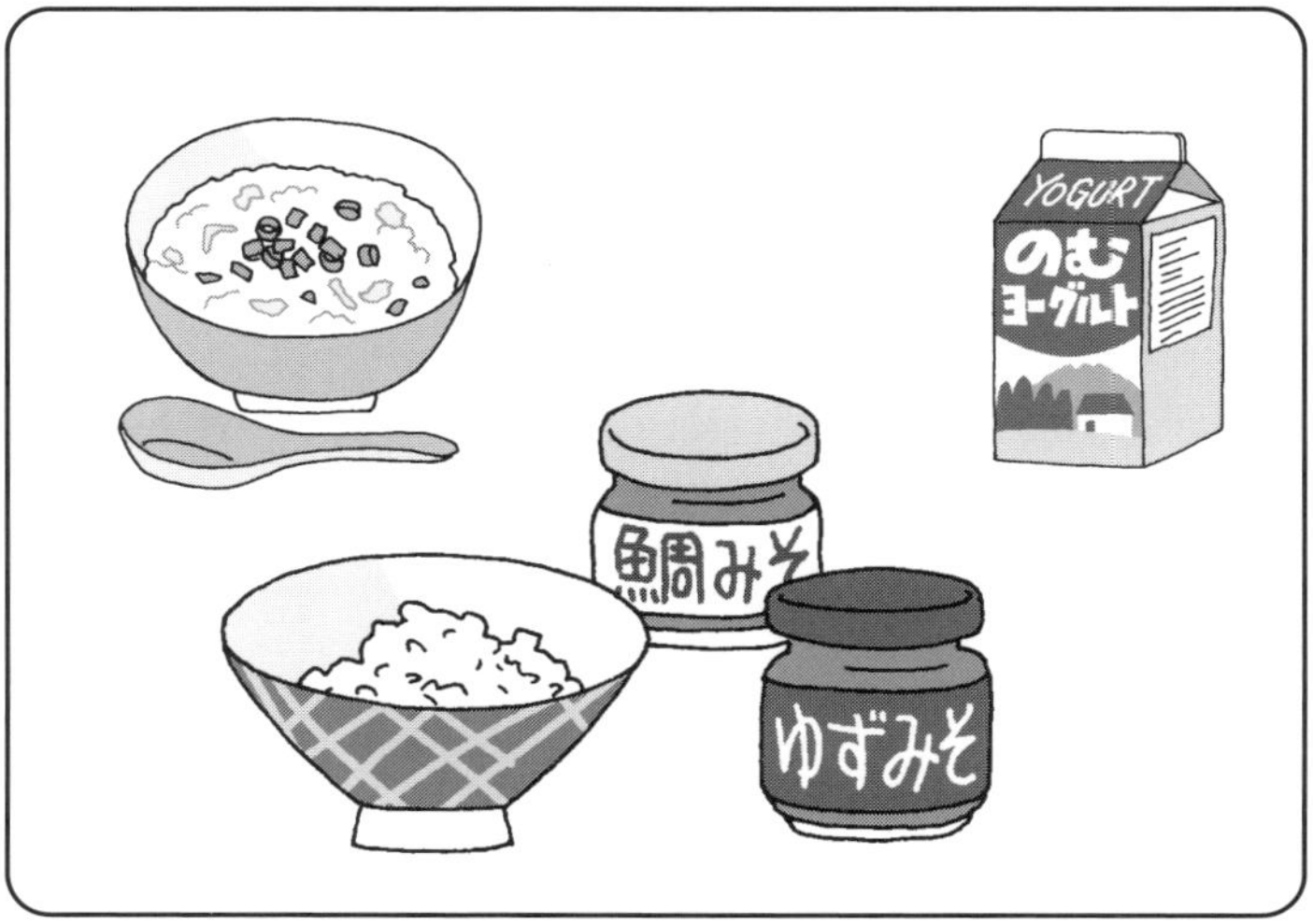

口のセルフケア5つのポイント

❖がん治療中の口腔ケアには「痛みをやわらげる」「感染を予防する」という2つの目的があります。そこに予防、すなわち「避けられるリスクを回避する」視点を加えたのが、ここで紹介する5つのポイントです

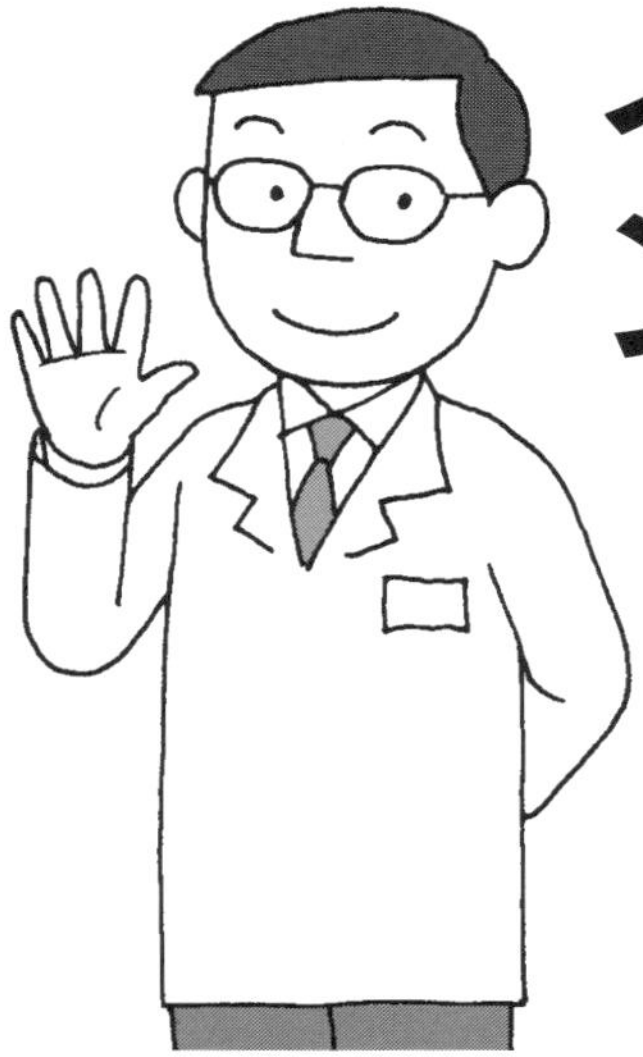

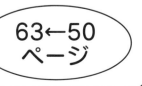

1

口の状態を観察する

変化に早く気づくことが、迅速で適切な治療につながります。少しの時間でいいので、ぜひ自分自身で口の中を毎日観察しましょう

49←48
ページ

2

口の中を清潔に保つ

基本は歯みがきと義歯のお手入れ、そしてうがいです。痛みを感じないように、口の中を傷つけないような道具選びとみがき方を心がけましょう

63←50
ページ

3

口の中の潤いを保つ

口が乾く方には、保湿剤が強い味方になってくれるはずです。どんなタイプを選べばよいか、この項を見ればわかるでしょう

65←64
ページ

4

痛みをがまんしない

痛みは、気力と体力を奪う「がん治療の大敵」です。無理に耐えようとせず、専門家に相談してうまく取り除くことを考えましょう

69←66
ページ

5

食べ物に注意する

口の乾きや味覚異常があっても、食べられるものはきっとあるはずです。本書を手引きとして、いろいろ試してみるとよいでしょう

73←70
ページ

異常を早期発見して早めに対処を

❖自分で見るだけでなく、ときには家族にも協力してもらうとよいでしょう。

観察すべき場所

唇や頬の内側まで観察するのがポイント。口内が暗くてよく見えないときはペンライトで照らしてみましょう

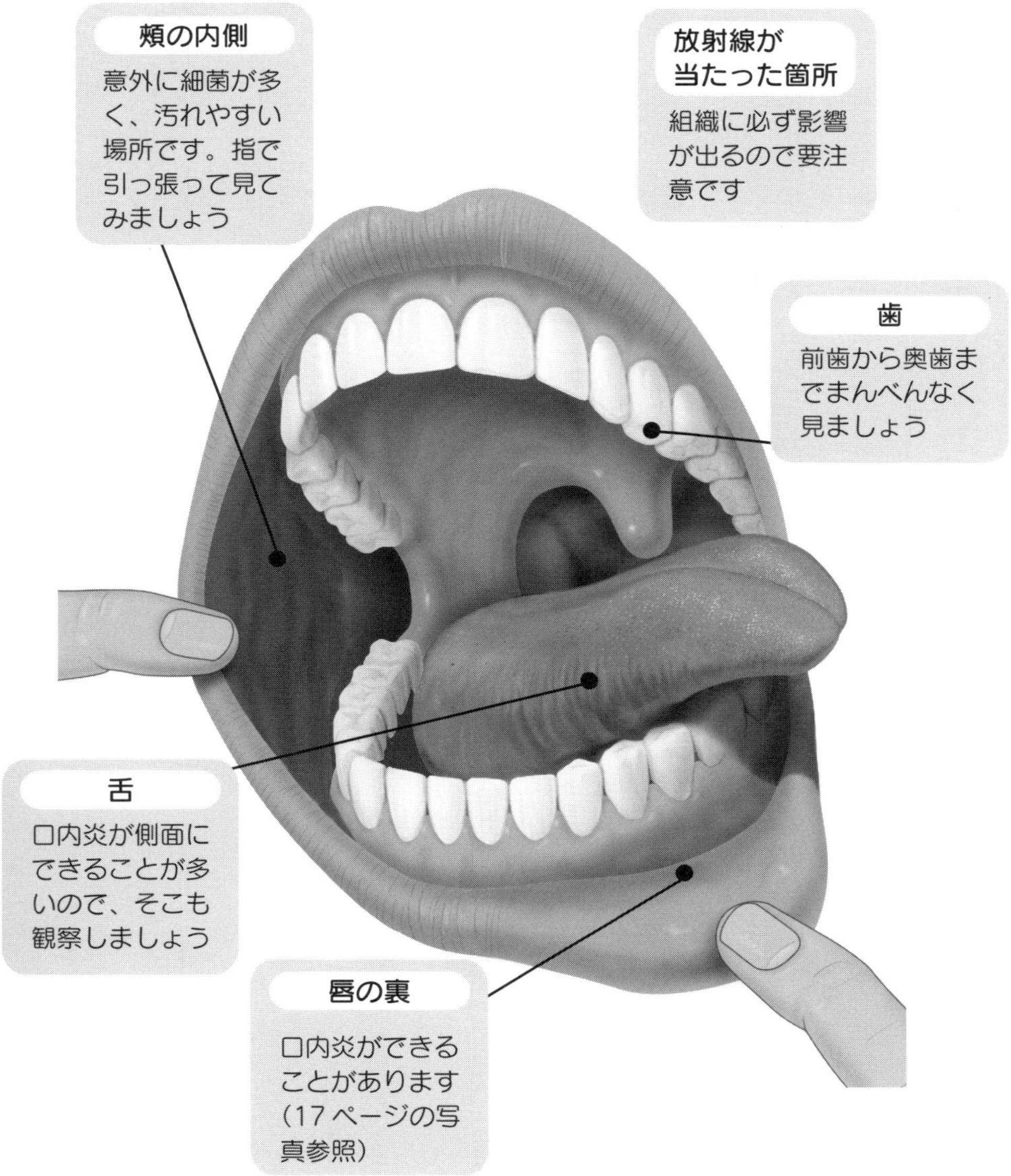
頬の内側
意外に細菌が多く、汚れやすい場所です。指で引っ張って見てみましょう
放射線が当たった箇所
組織に必ず影響が出るので要注意です
歯
前歯から奥歯までまんべんなく見ましょう
舌
口内炎が側面にできることが多いので、そこも観察しましょう
唇の裏
口内炎ができることがあります（17ページの写真参照）

注意するポイント

ポイント①　歯や歯肉、粘膜は清潔か

汚れがたまっていたら重点的にみがいて除去します

ポイント②　炎症はないか

痛みや腫れ、熱感や赤くなっている箇所がないか見ます

ポイント③　口臭はないか

自分ではわかりにくいので、家族や他の人に聞いてみてもよいでしょう

ポイント④　口の中が乾く感じがするか

乾燥が気になってきたら、うがいや保湿剤(62〜65 ページ参照)を試します

ポイント⑤　味覚に変化はないか

味覚が変化していたら食べ物をかえてみましょう(70〜73 ページ参照)

ポイント⑥　舌の色はどうか

白、茶色、黒などになっていたら舌苔《ぜったい》がついている可能性があります

自分で毎日見ることが早期発見につながる

口の中にいつもと違う状態が見られたら、それはトラブルのサインかもしれません。治療前の口の状態がわかるのは患者さん本人です。鏡で毎日口の中を見るようにしましょう。一日のうち少しの時間でいいので、観察を怠らないようにしてほしいものです。

大切なのは、隠れている部分も見ること。歯はピカピカにみがけていても、唇の裏などに汚れが残っていることはめずらしくありません。指でめくったり、舌を動かしたりして、いろいろな角度から観察するようにしましょう。

舌苔《ぜったい》とはなにか

体調が悪くなったり、舌の動きや口の潤いが落ちると、唾液成分などが舌に蓄積して苔《こけ》のように見えることがあります。これが舌苔で、痛むことはありませんが、細菌の温床になるので舌ブラシなどで取り除く必要があります

歯をきれいにするために必要な道具は

❖いちばん大切な歯ブラシを中心に解説します。

使いやすい歯ブラシ・歯みがき剤・洗口液

歯ブラシ

毛が植え込まれている部分が薄いものを選びます

毛先が平らにカットされたものを選び、下のように開いてきたら交換します

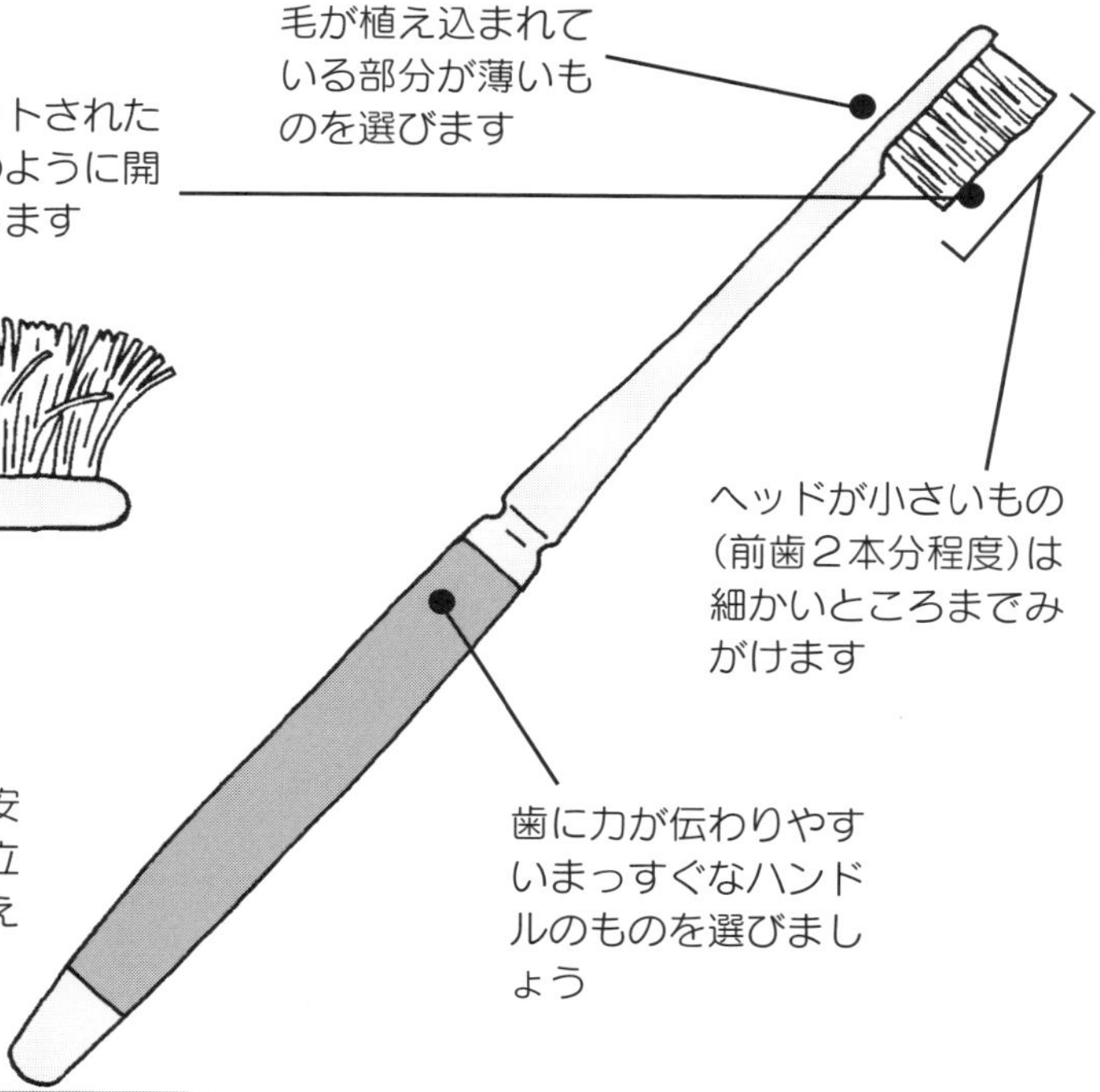

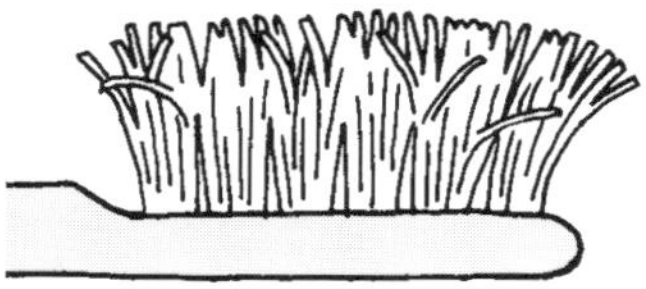

ヘッドが小さいもの（前歯２本分程度）は細かいところまでみがけます

１ヵ月に１回を目安として、汚れが目立ってきたら取り替えましょう

歯に力が伝わりやすいまっすぐなハンドルのものを選びましょう

洗口液

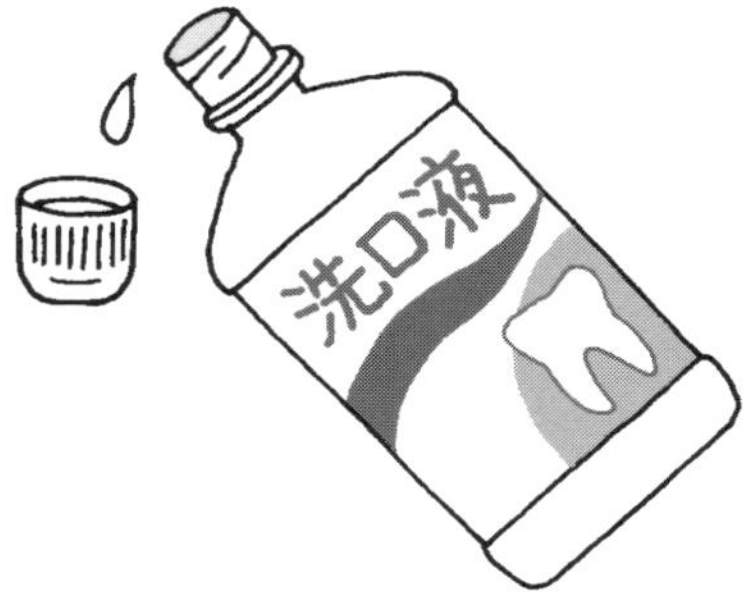

保湿成分配合でアルコールを含まないものがおすすめ

歯みがき剤

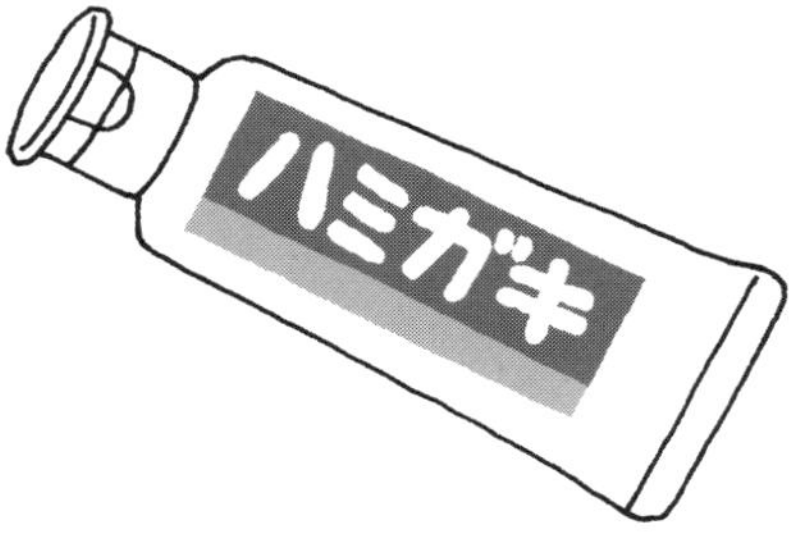

フッ素配合（虫歯予防のため）でしみないものがおすすめ

口のお手入れの主力は「歯みがき」

口のケアで最も大切なのは、歯についた汚れ（歯垢）を落とすことです。歯垢とはいわば細菌の塊であり、「バイオフィルム」と呼ばれる接着剤のようなもので歯に強くくっついているため、こすり落とさなければ取り除くことができません。だからブラッシングが必要となるのです。

この項では、がん治療中の方の役に立つケアグッズを紹介しています。いずれも歯科医院やドラッグストアなどで購入できます。このうちいちばん大切なのが歯ブラシですが（前ページ参照）、毛の固さにも注意しましょう。痛みが強いときは毛がやわらかめのものを選ぶことが大切です。

このページで紹介した各種の道具はセルフケアの役に立ちますが、口内を傷つけるおそれもあります。使う前にまずは歯科医や歯科衛生士に相談して、アドバイスをもらうとよいでしょう。

ケアの役に立つ歯みがき補助具

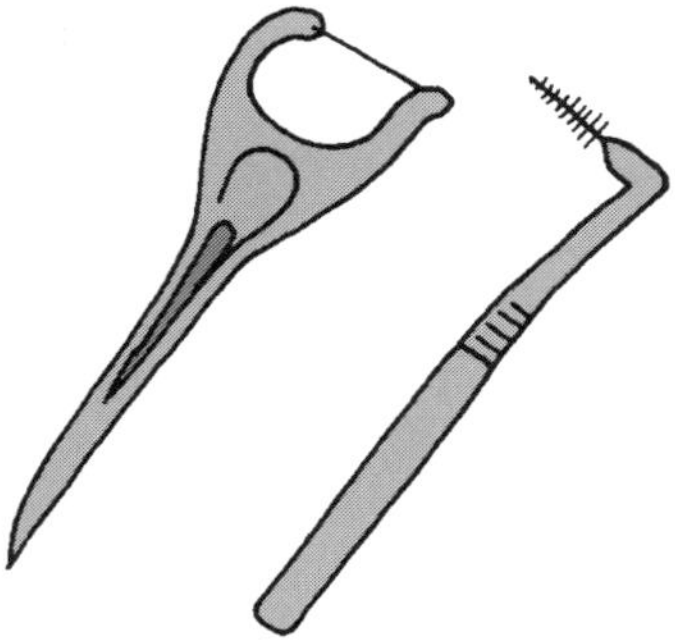

フロス・歯間ブラシ

歯の間や、歯と歯肉の隙間にたまった汚れを取るのに使います。自分に合うサイズを選び、歯肉を傷つけないように気をつけましょう（75ページ参照）

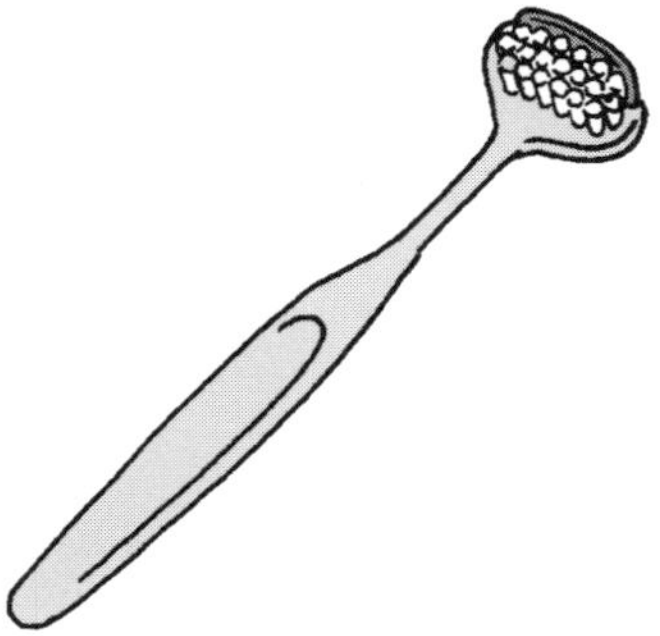

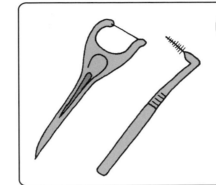

舌ブラシ

舌の汚れを落とすのに役立ちます。汚れがそれほどひどくなければ、普通の歯ブラシで舌を軽くなでるようにこすっても構いません

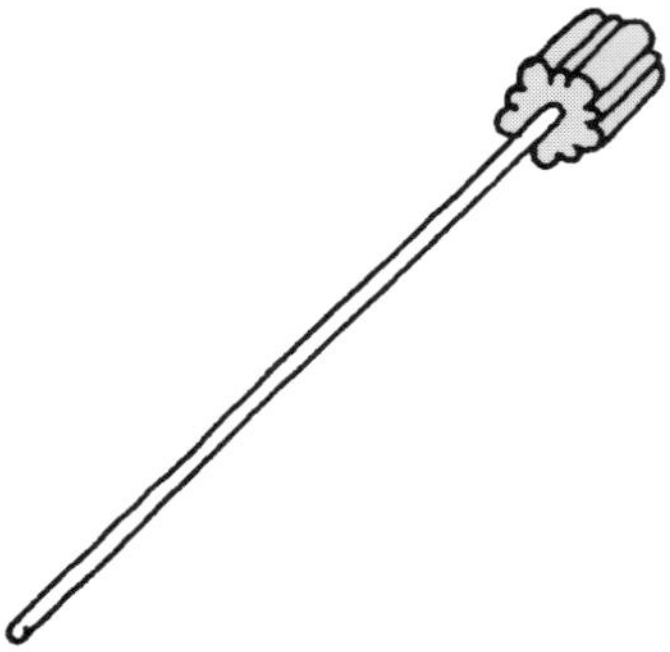

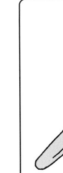

スポンジブラシ

歯肉や粘膜のケアに使います。えずかないよう、必ず「奥→手前」の一方向に動かし、手前へと引くときに優しく押しつけて汚れをとります。歯をみがくのには向きません

歯みがきにあたって知っておきたいこと

❖上手に苦痛なくみがくためのポイントを解説します。

歯みがきのベスト・タイミングは

一日の口の中の細菌数の変化（イメージ）

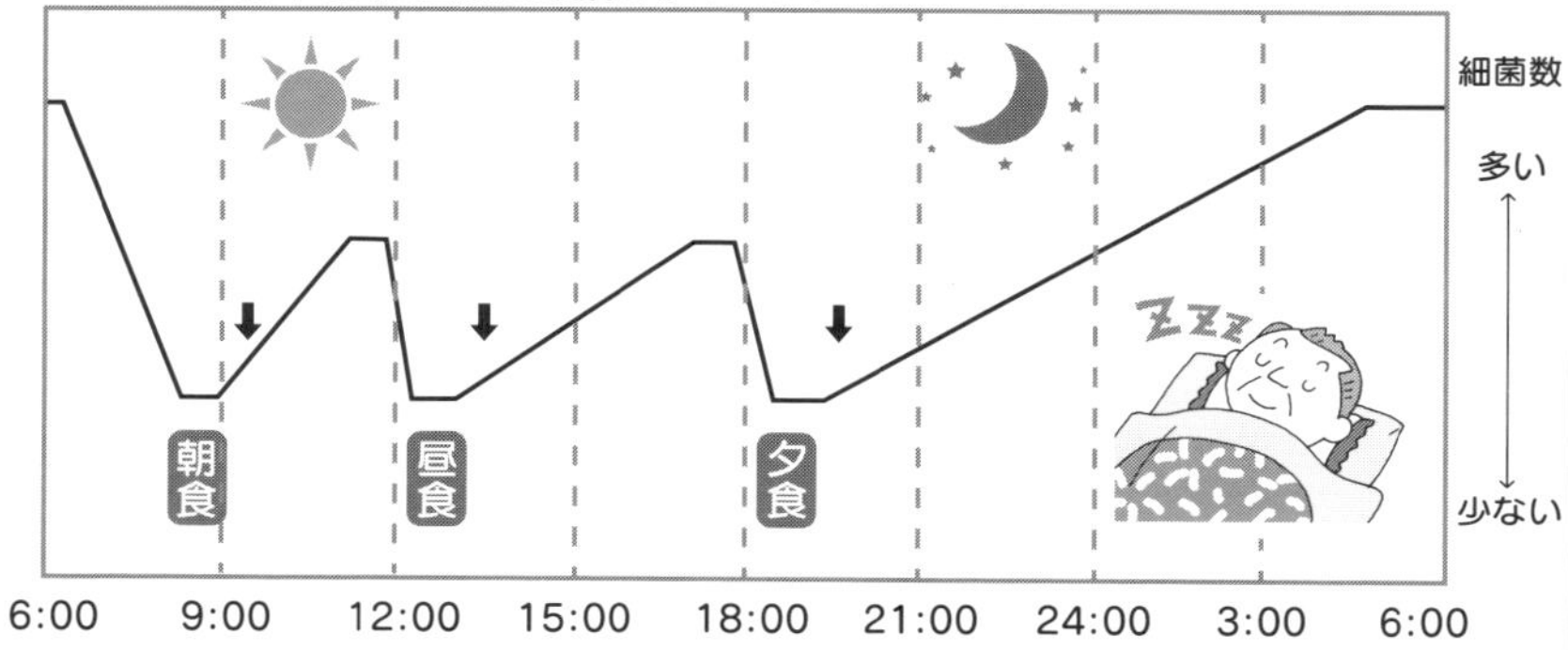

食後は一時的に細菌の数が減りますが（食べ物と歯の摩擦などによって落ちる）、食事以外の時間帯や就寝時は大きく増えます。食後（矢印で示した時間帯）には、必ず歯みがきをしましょう。とくに夕食後は、絶対に忘れないようにします

食事をしていなくてもお手入れを

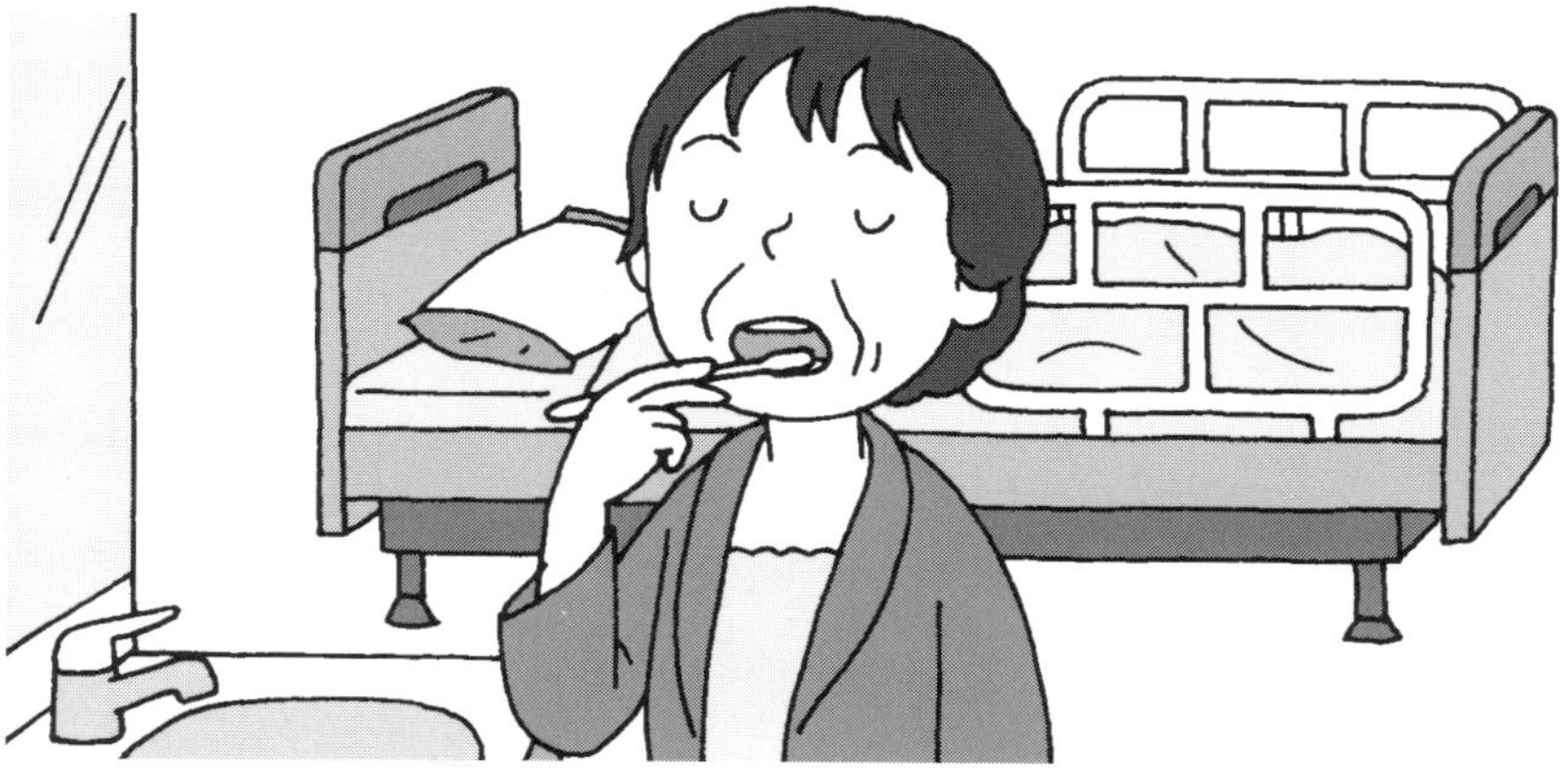

食べないとかえって口の中は汚れます（上段に掲載した図でも就寝中の細菌数が最も多くなっています）。飲食できないときも歯みがきは継続しましょう。体調が悪くて歯みがきができない方は、うがいだけでもしてください

口が乾いているときはまず保湿

唇の内側、舌の上、頬の内側の順で塗ります

口は大きく開けず半開きにし、綿棒でまず口角に軟膏を塗ります

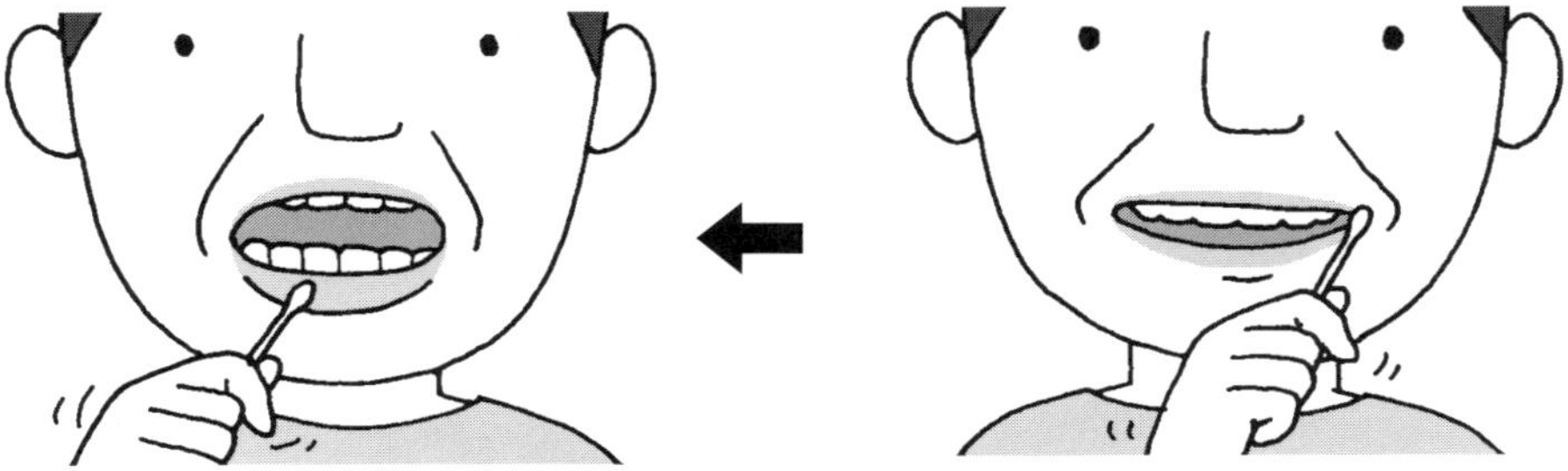

口腔乾燥がある場合は、唇や口角の保湿をしてから歯みがきを行いましょう。上のイラストで軟膏タイプの保湿剤のつけ方を紹介しましたが、水でうがいするだけでも構いません。口を開きやすくなり、汚れも落ちやすくなります

痛みがある人はどうするか

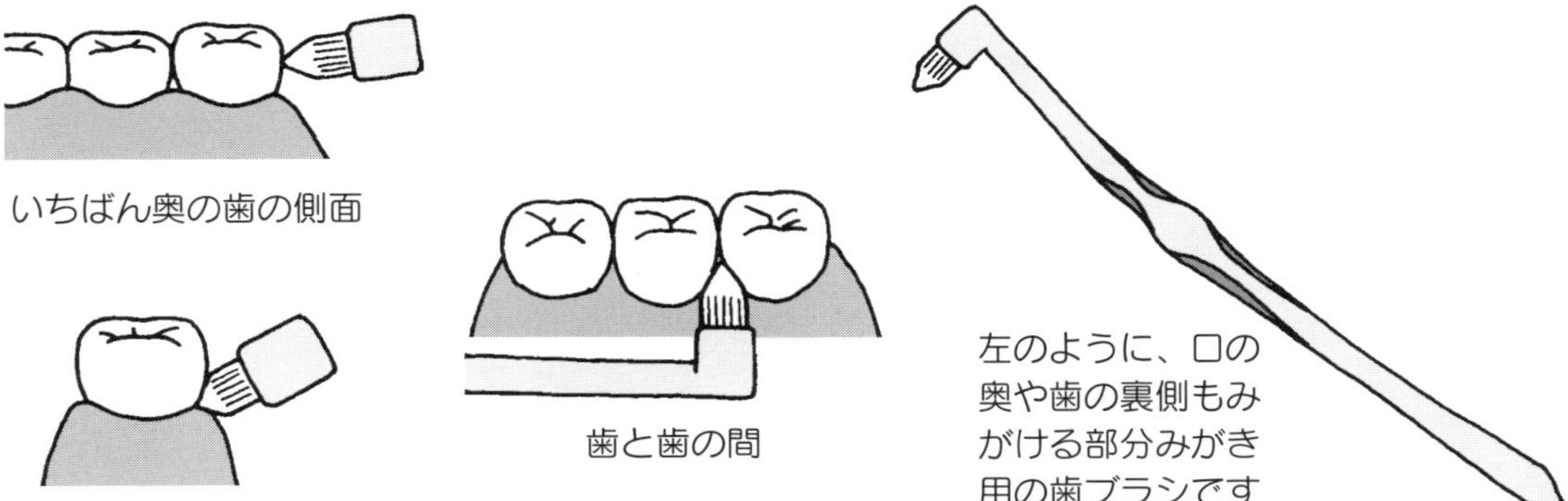

いちばん奥の歯の側面

歯と歯肉の境目

歯と歯の間

左のように、口の奥や歯の裏側もみがける部分みがき用の歯ブラシです

できるところだけでもみがきましょう。上のようなシングルタフトブラシを使ってもいいと思います。痛み止めを処方されている場合は、必ず事前に服用してから歯みがきを。どうしてもみがけないときは、せめてうがいをします

上手な歯みがきのしかた

❖歯や歯肉を傷つけないみがき方のポイントを紹介します。

汚れが残りやすい場所はどこか

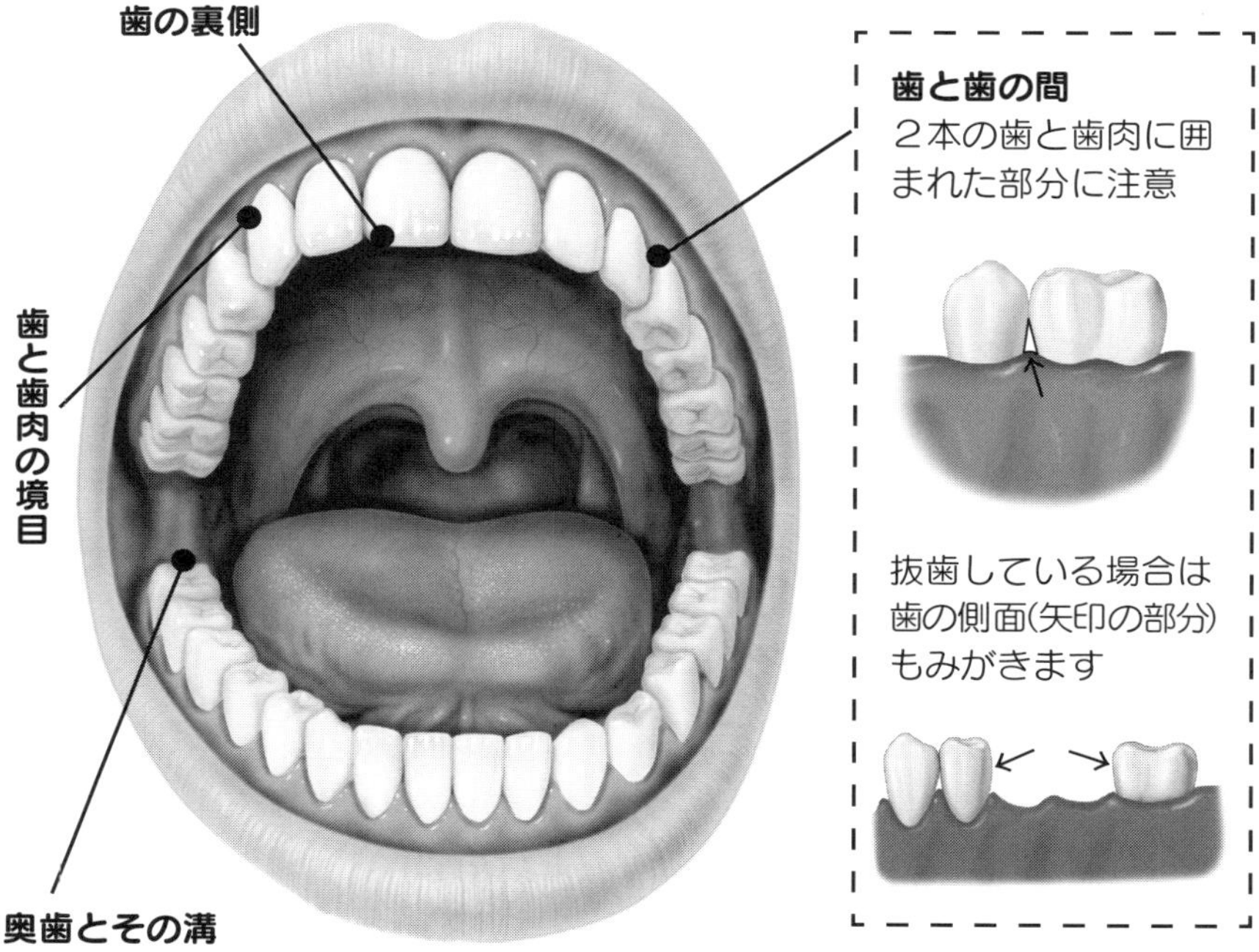
歯の裏側
歯と歯肉の境目
奥歯とその溝
歯と歯の間
2本の歯と歯肉に囲まれた部分に注意
抜歯している場合は歯の側面(矢印の部分)もみがきます

自分に合ったやり方でいいけれど

歯をみがくときは、必ず鏡を準備しましょう。ブラシが当たる位置をチェックするためです。

歯みがきの手順や、歯みがきにかける時間は人それぞれでいいのですが、みがく順番を決めておくと、みがき残しを減らせます。一通りみがけたら、改めて鏡で歯を観察し、あわせて舌で歯の裏側を触ってみましょう。表面にくすみが見えたり、ザラザラした感触があれば、みがき直します。

歯みがき後は歯ブラシの保管にも注意してください。水気をよく切り、清潔な歯ブラシ立てやコップなどに立てて乾燥させます。保管用具の汚れにもご注意を。

上手な歯のみがき方

1．軽く持つ

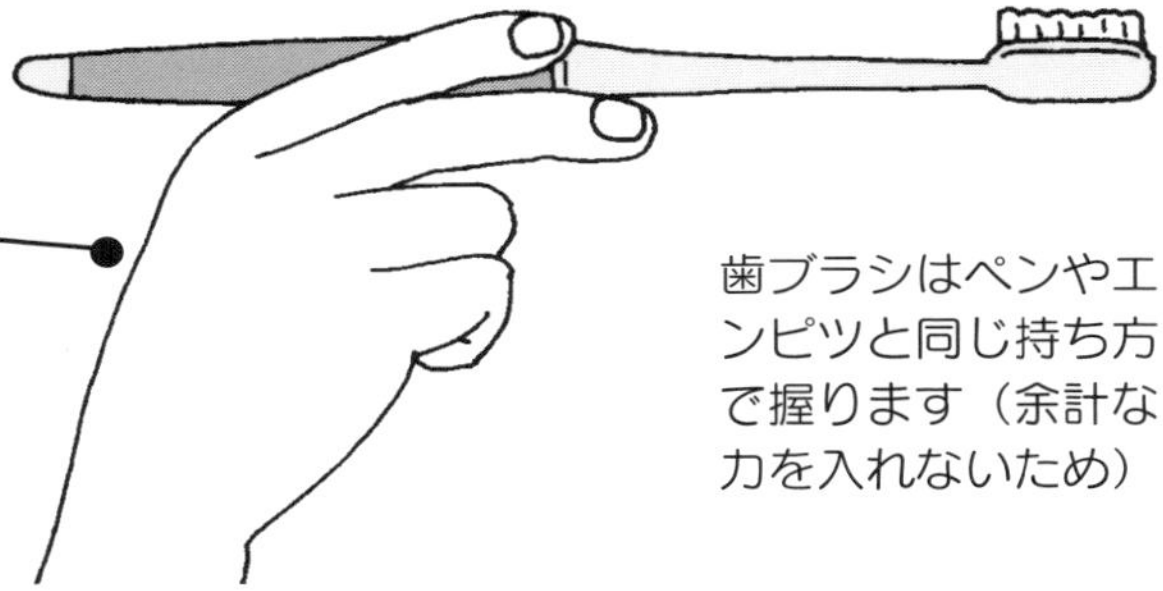

歯ブラシはペンやエンピツと同じ持ち方で握ります（余計な力を入れないため）

ペングリップが難しいとき

下のようにつかみ、小指だけ離すと余計な力がかかりません

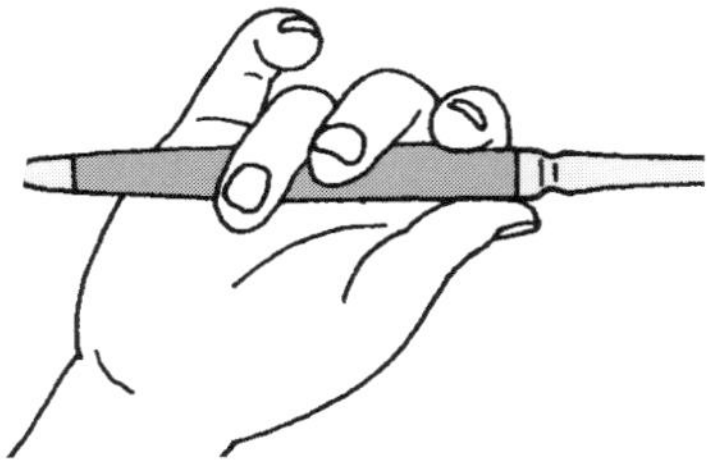

2．強く押し当てない

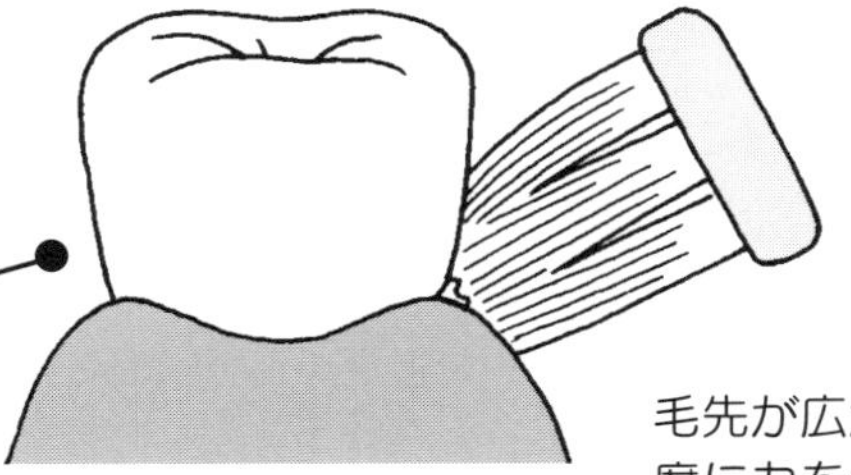

毛先が広がらない程度に力をかけます

歯ブラシの当て方

毛先を斜めから当てるバス法のほうが歯垢はとれます。難しければ下図のスクラビング法でみがきましょう

バス法

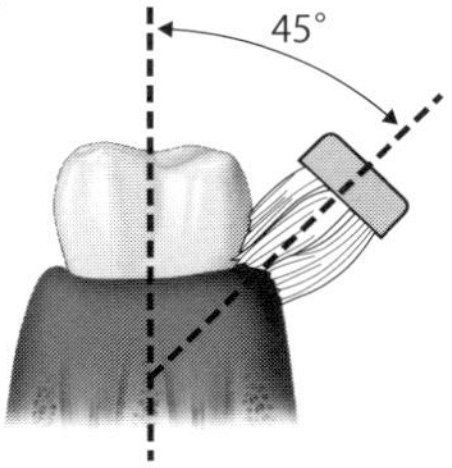

スクラビング法

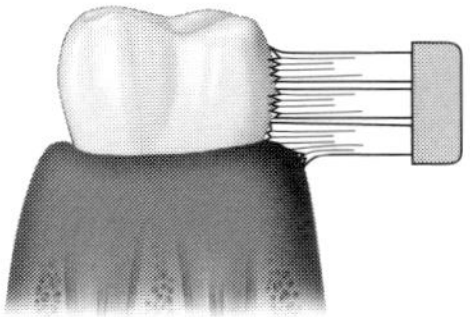

3．音を立てない

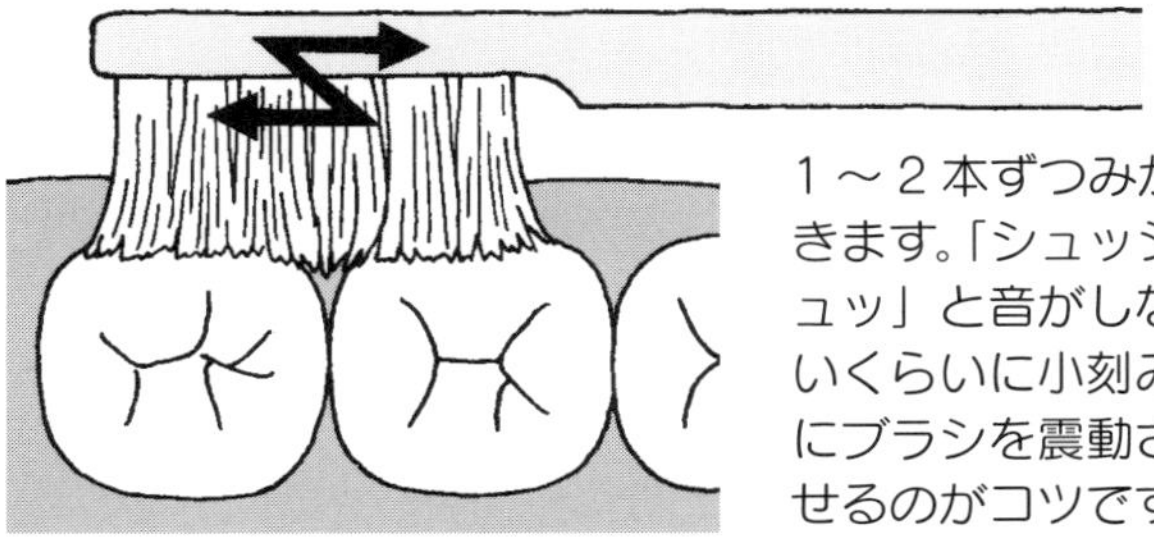

1～2本ずつみがきます。「シュッシュッ」と音がしないくらいに小刻みにブラシを震動させるのがコツです

歯のみがき残しをなくすには

❖最も大切なのは、順番を決めておくことです。

スタンダードな順番は「コの字」

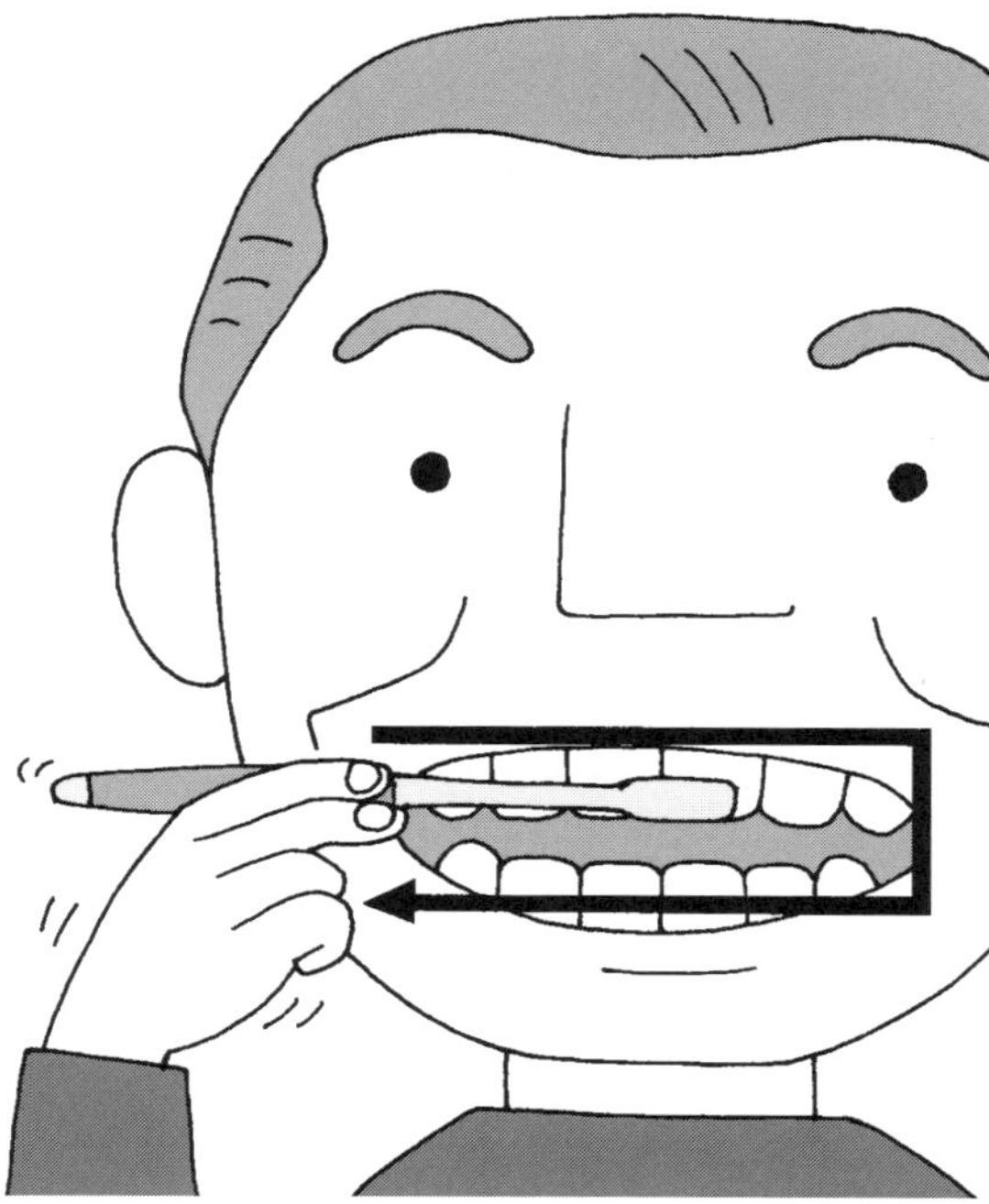

表側を全部みがいてから、裏側をみがくやり方です。上の歯の表裏をみがいてから下の歯に移るなどの順番も考えられます

ルールを決めたら毎日それを実行しよう

みがき残しをなくすいちばんのコツは、どの歯からみがき、どの歯でみがき終えるかをしっかり決めておくことです。みがいているうちに、まだ歯ブラシを当てていない場所を忘れてしまうのは、意外によくあることです。

標準的なのは、上のように片仮名の「コ」を描くようにみがくことですが、自分のやりやすい順にみがいて構いません。決まりはないのです。

ただし、決めた順番は毎日守ることが大切です。気分によって変えてしまっては、意味がありません。最初はちょっと大変かもしれませんが、頑張りましょう。

みがき残しをなくすテクニック

鏡と舌で確認する

歯と歯肉の境目に白い筋のようなものが見えたり、歯の裏などを舌で触ってざらついた感触があれば、必ずみがき直しをしましょう

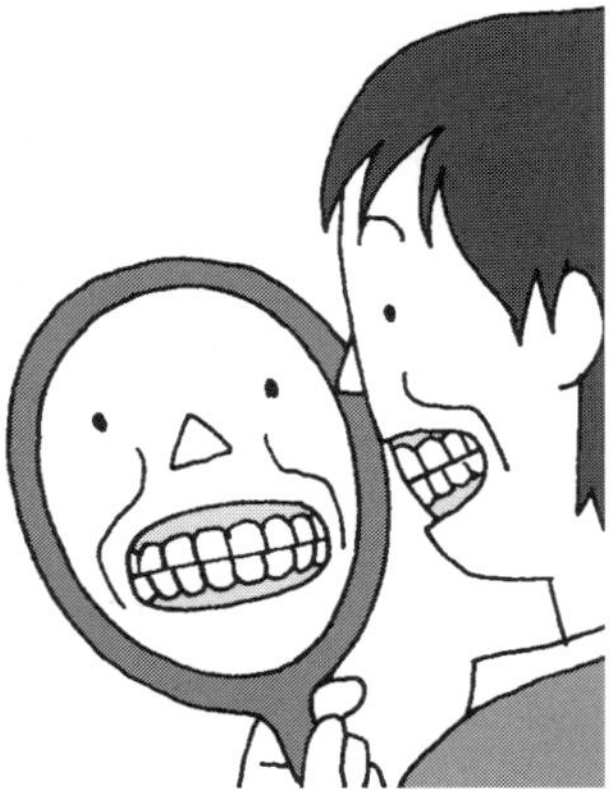

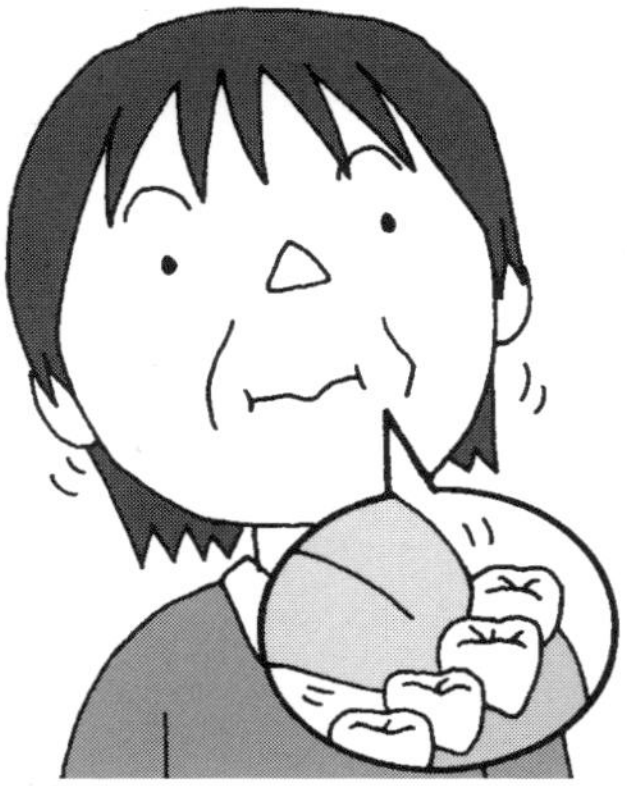

奥歯は頬の力を抜いて

奥歯や親知らずは、横から差し込むようにしてみがきます。下のイラストのように少し口を閉じ気味にし、歯ブラシで口角を押さえるのがコツです

×

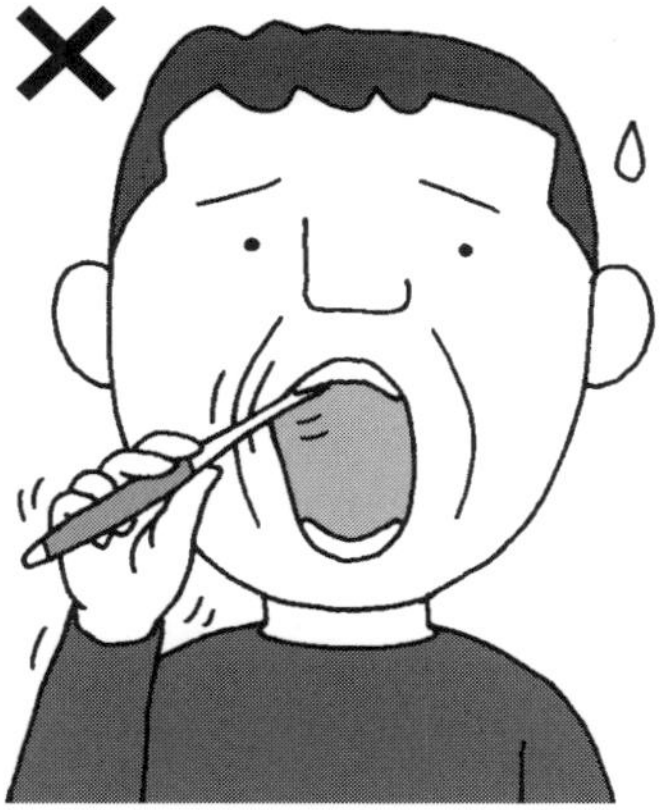

○

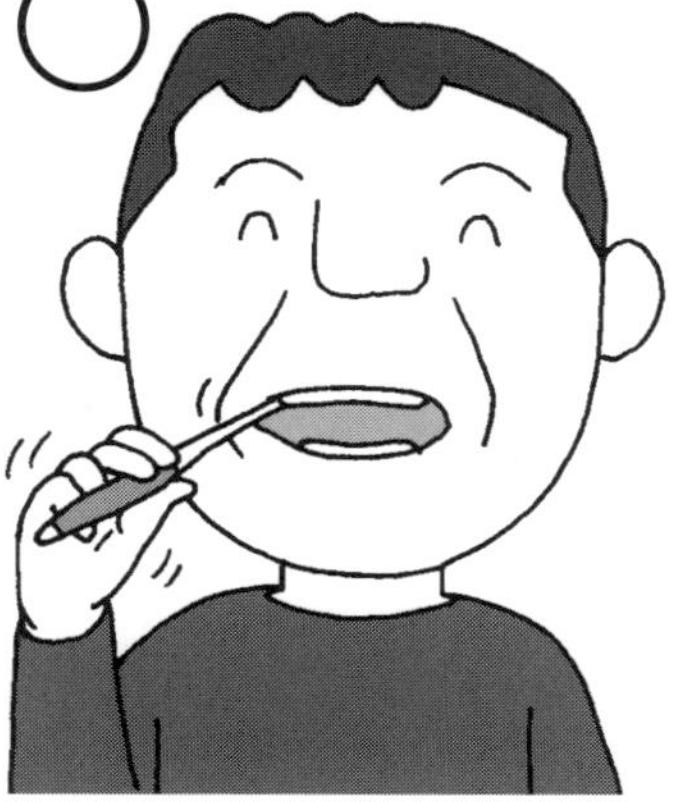

利き手側の歯を重点的に

利き手側の歯の、とくに裏側はおろそかになりがちなので、下のように、歯ブラシをたてるなどして入念にみがく必要があります

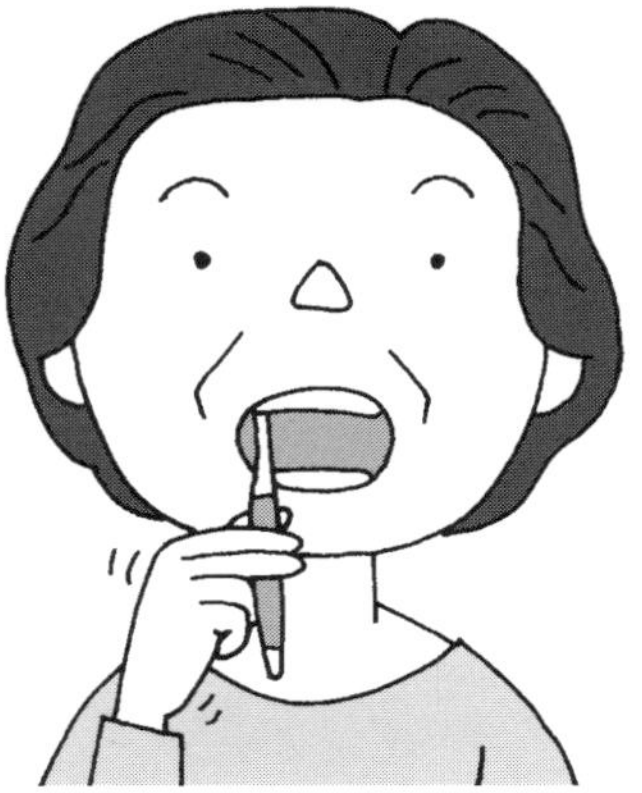

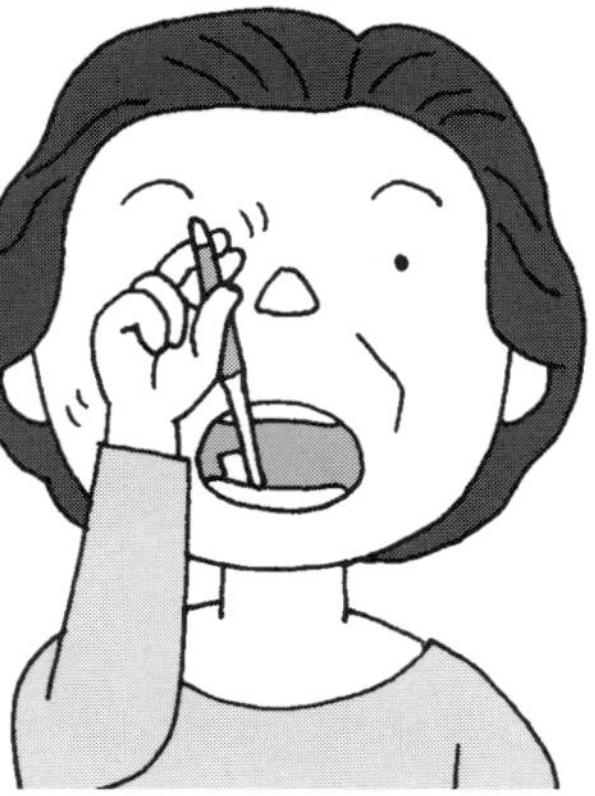

義歯のお手入れにあたって知っておきたいこと

❖入れ歯は正しく使わないと、トラブルのもとになります。

義歯はカビの温床になりやすい

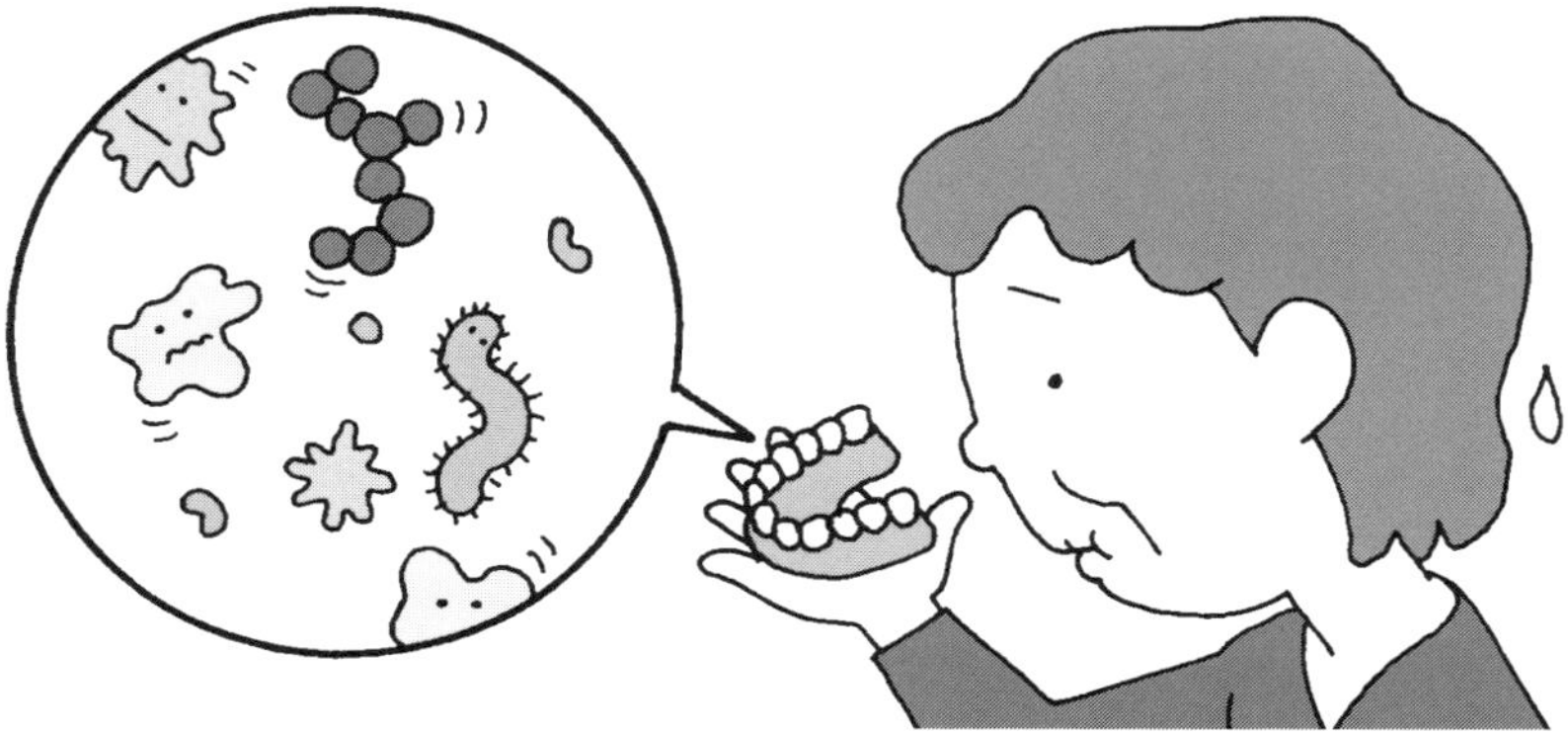

義歯の表面には目には見えない細かな穴が開いており、汚れや細菌がたまりやすくなっています。とくにカンジダ性口内炎（44 ページ）を引き起こす真菌（カビ）の温床となるので、がん治療中は念入りにお手入れをする必要があります

洗浄剤に頼りすぎてはいけない

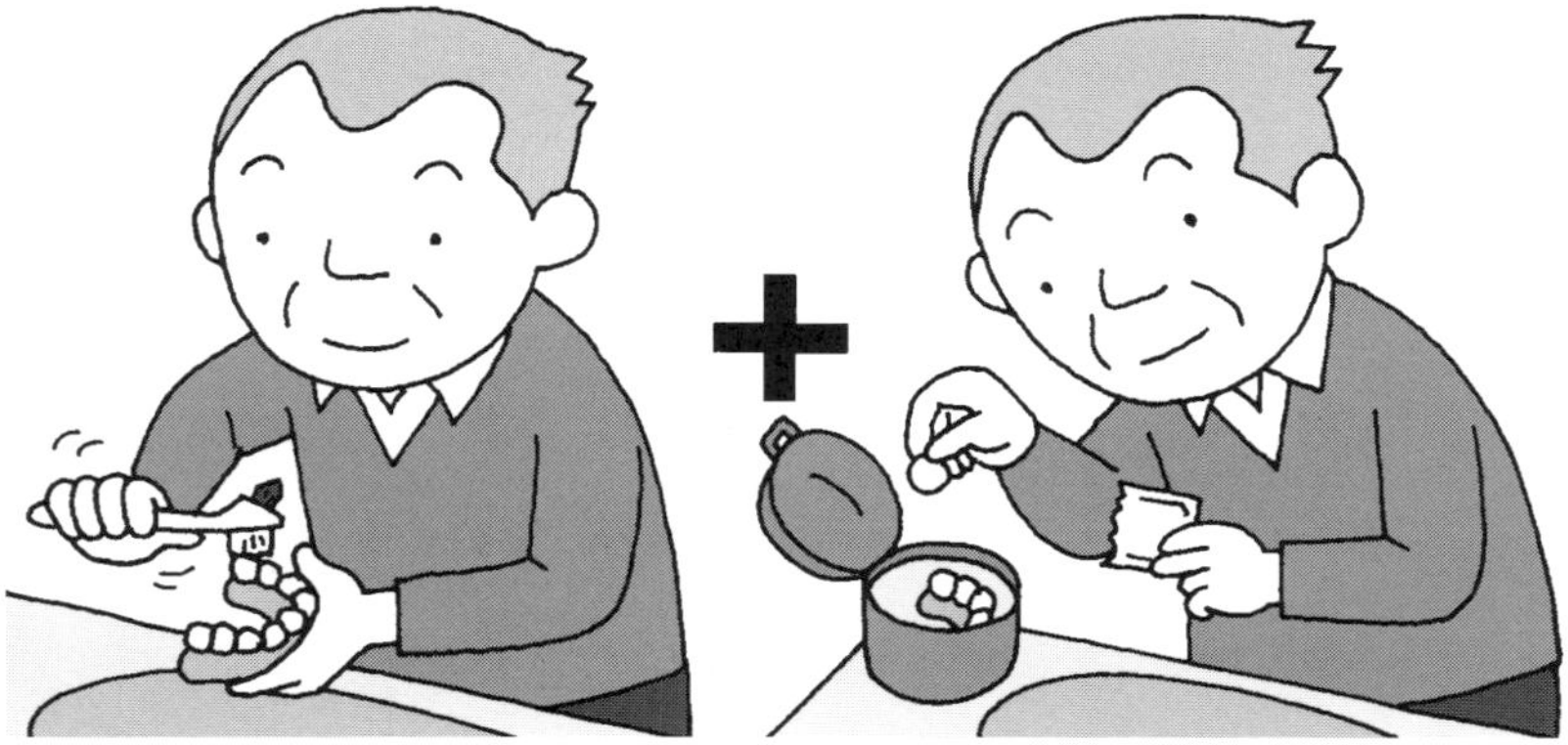

洗浄剤は、上記のような細かいところの細菌をやっつける役には立ちますが、すでに説明した通り、歯垢は接着剤のようなものでへばりついているので、洗浄剤につけるだけではとれません。義歯も必ずこすり洗いを行いましょう

必ず義歯用の道具を使うこと

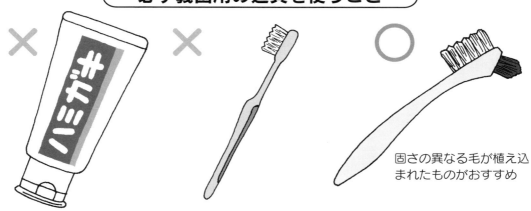

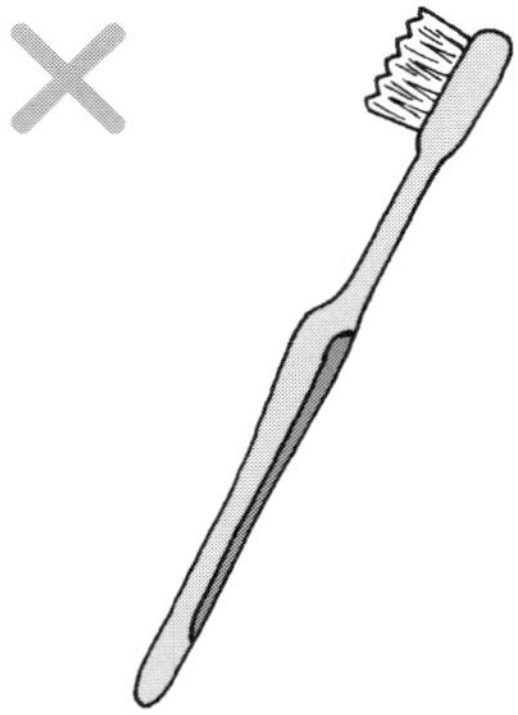

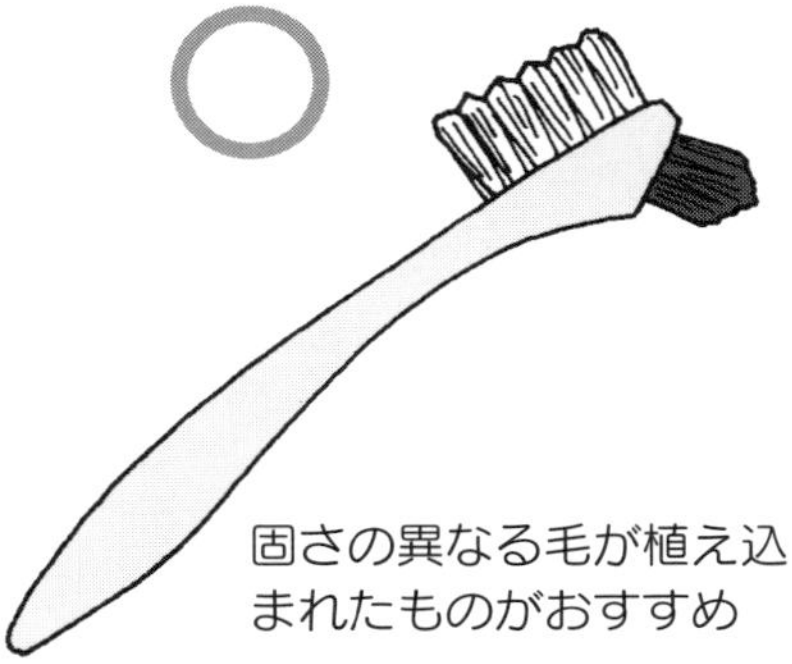

固さの異なる毛が植え込まれたものがおすすめ

市販の歯みがき剤でこすると、そこに含まれる研磨剤のため義歯が傷つき、その傷が細菌の新たな温床となります。普通の歯ブラシはやわらかすぎて、義歯の汚れを落とすのには向いていません。義歯用のグッズを使いましょう

保管のしかたに気をつけよう

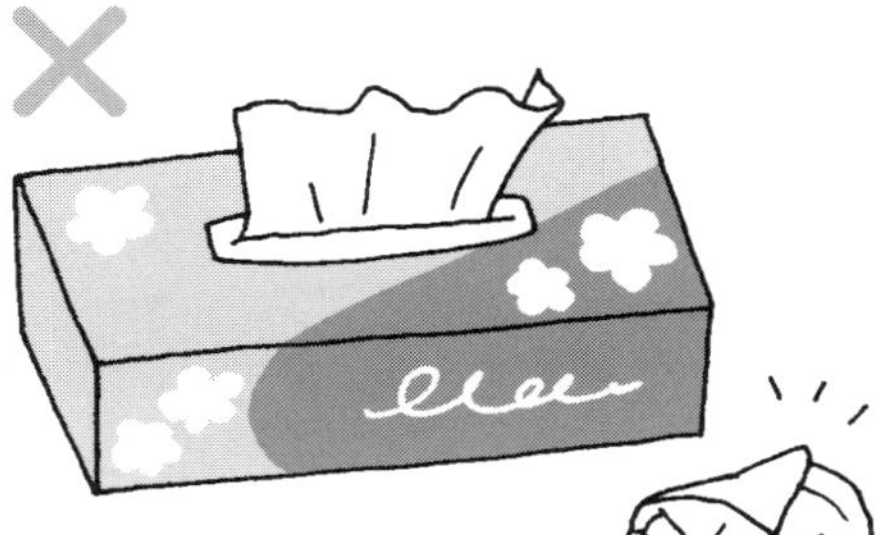

このような保管では、ゴミと間違えられて処分されかねません

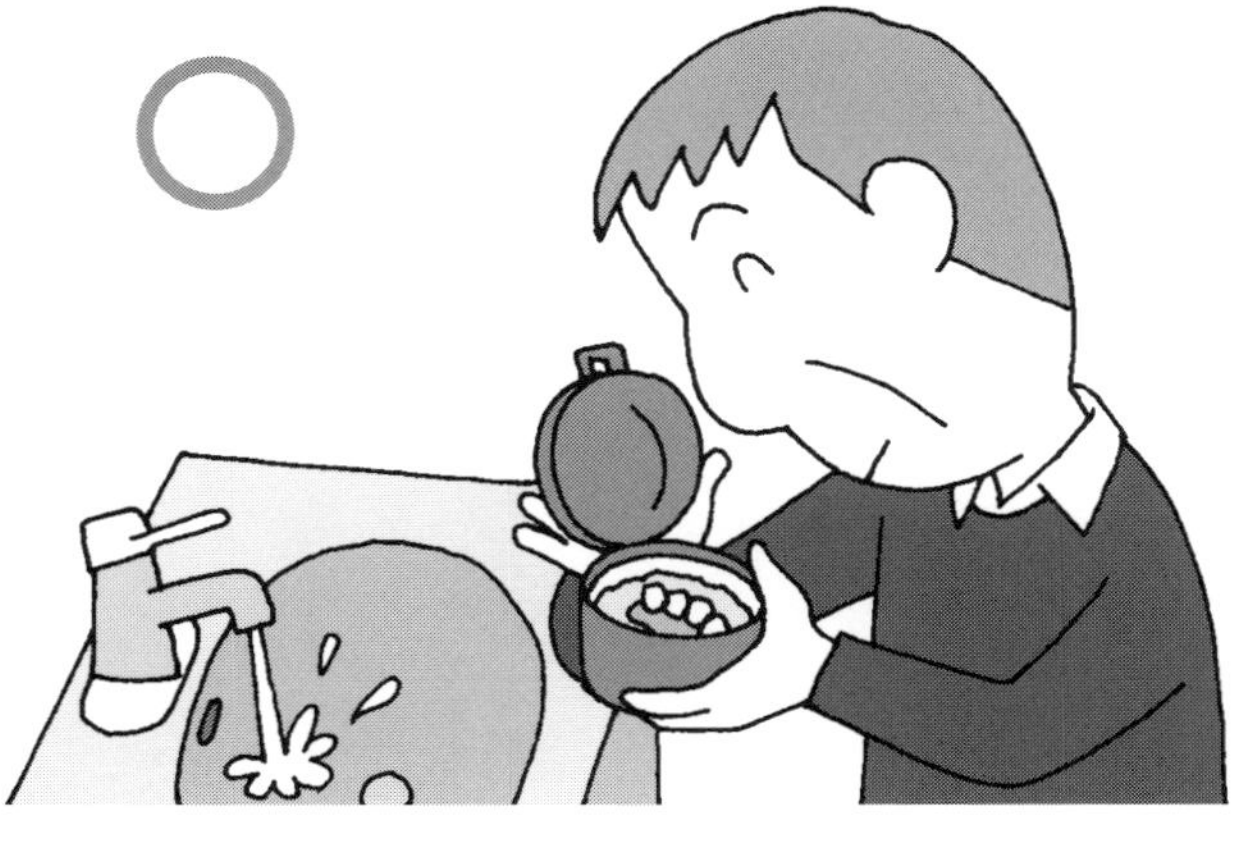

義歯は乾燥すると変形して口に合わなくなります。数日間使わないときは、水を張った専用容器に入れておきましょう。ティッシュで包んで棚に置いたり、コップや湯飲みを容器代わりに使うのはやめてください

義歯のみがき方

❖義歯の形状は複雑です。ポイントをおさえてみがき残しをなくしましょう。

義歯も保管容器も毎日洗おう

義歯は、ちゃんと洗わないと口臭や虫歯などの原因になってしまいます。左の３ステップに従って毎日洗浄してください。２種類の毛が植え込まれたブラシを使って、粘膜に当たる義歯床は固い毛で、歯の部分は柔らかい毛でしっかりこすりましょう。

しっかりこすり洗いした後は、洗浄剤につけて仕上げをします。殺菌や消臭効果が期待できます。

就寝時は保管容器に入れ、起床したら義歯を流水で洗ってから使います。保管容器も毎日洗って乾燥させ、清潔を保ってください。

がん治療のため義歯が使えず、保管が長くなる場合は、義歯をつけっぱなしにせず一日１回は水を換えましょう。

なお、義歯が合わなくなったら自分で調整せず、必ず歯科医に相談してください。口の中を傷つけることがあるので、無理に使い続けるのはやめましょう。

①すすぐ

最初に、義歯についた唾液やぬめり、大きな食べかすなどを水道水で洗い流します

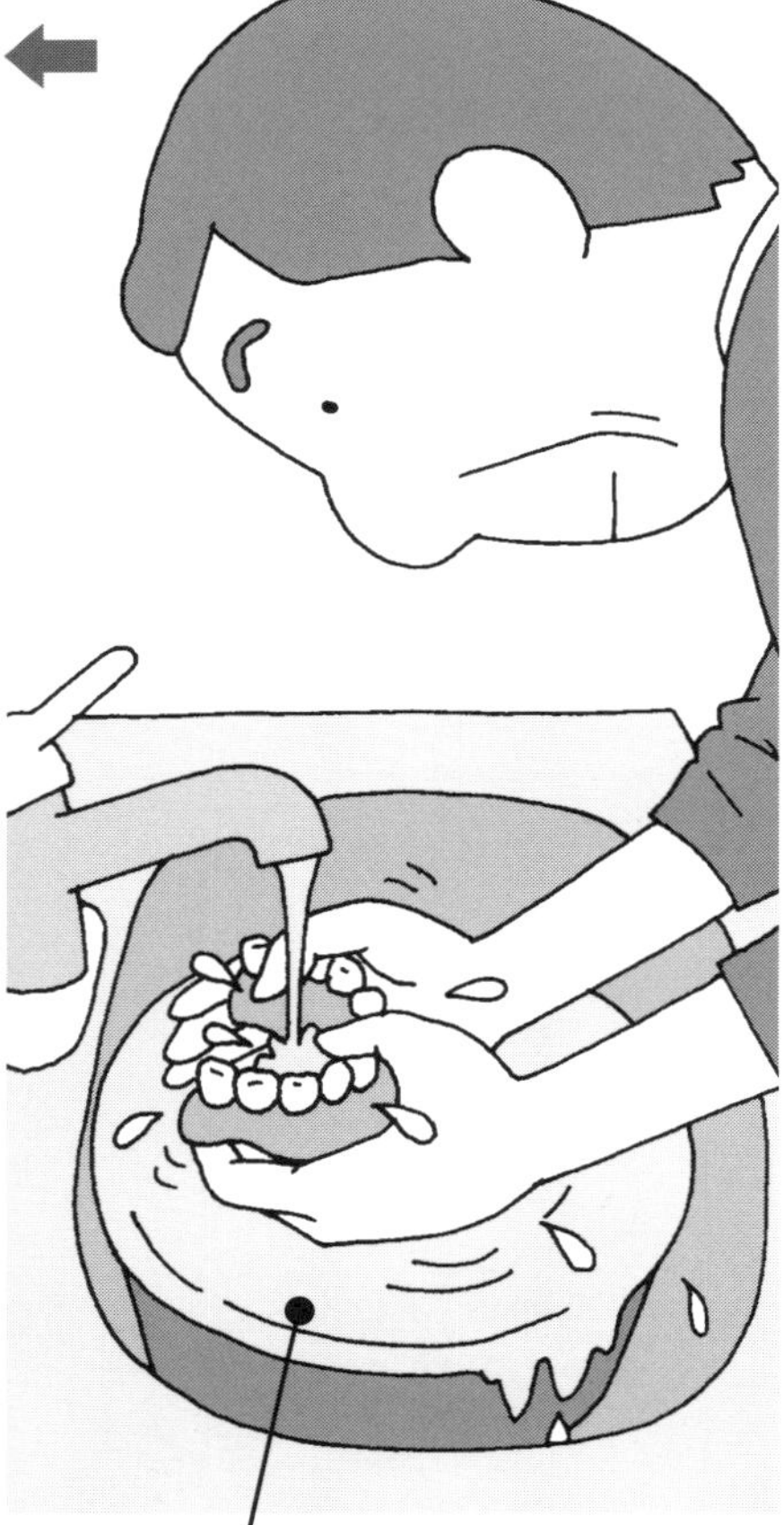

義歯を落として破損するのを防ぐため、すすぎやこすり洗いは必ず水を張った洗面器の上で行います

②こする

下の囲みに挙げた汚れやすいところを中心に、流水下でしっかりこすり洗いします

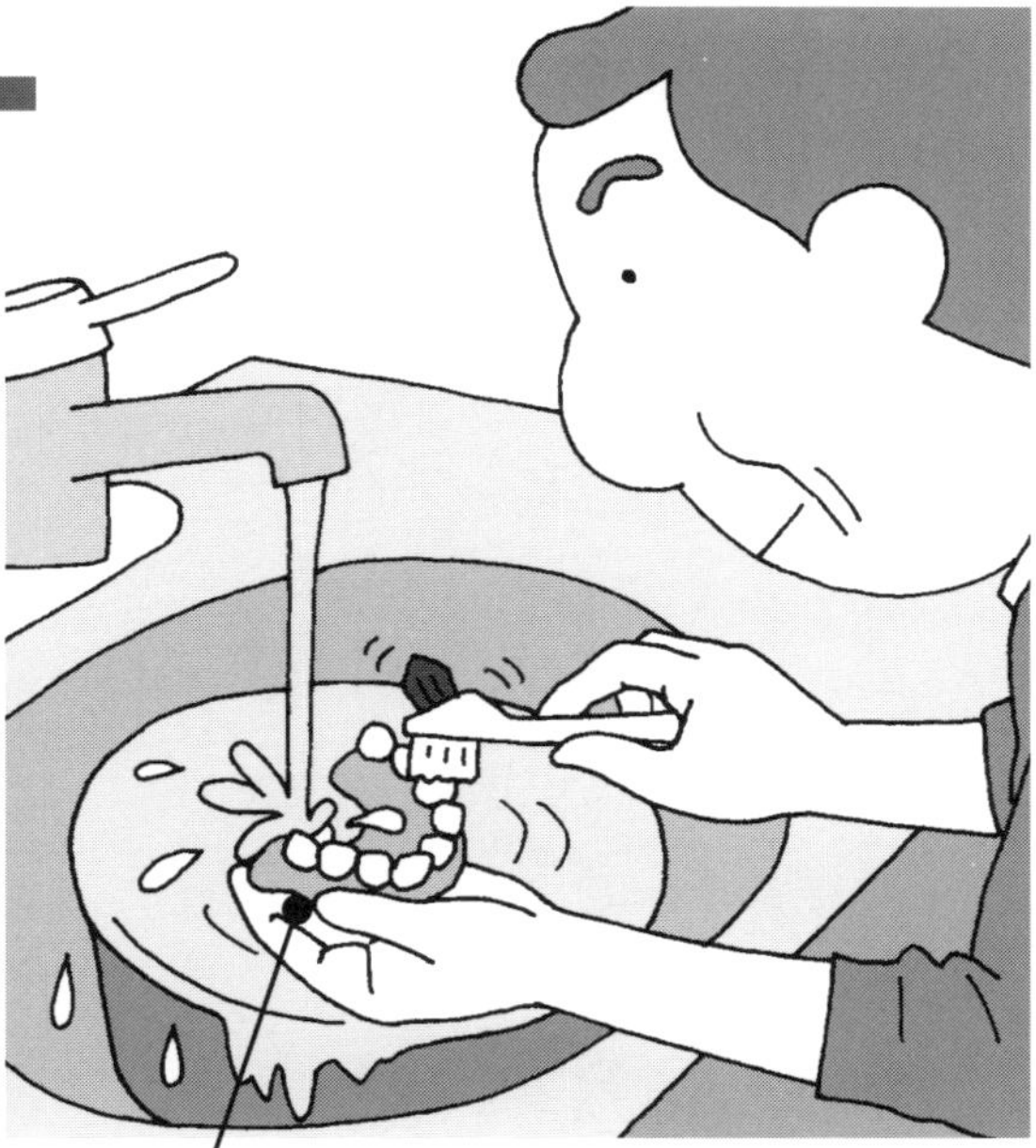

③つける

専用の保管容器を水で満たし、義歯をつけたあと、洗浄剤を入れます

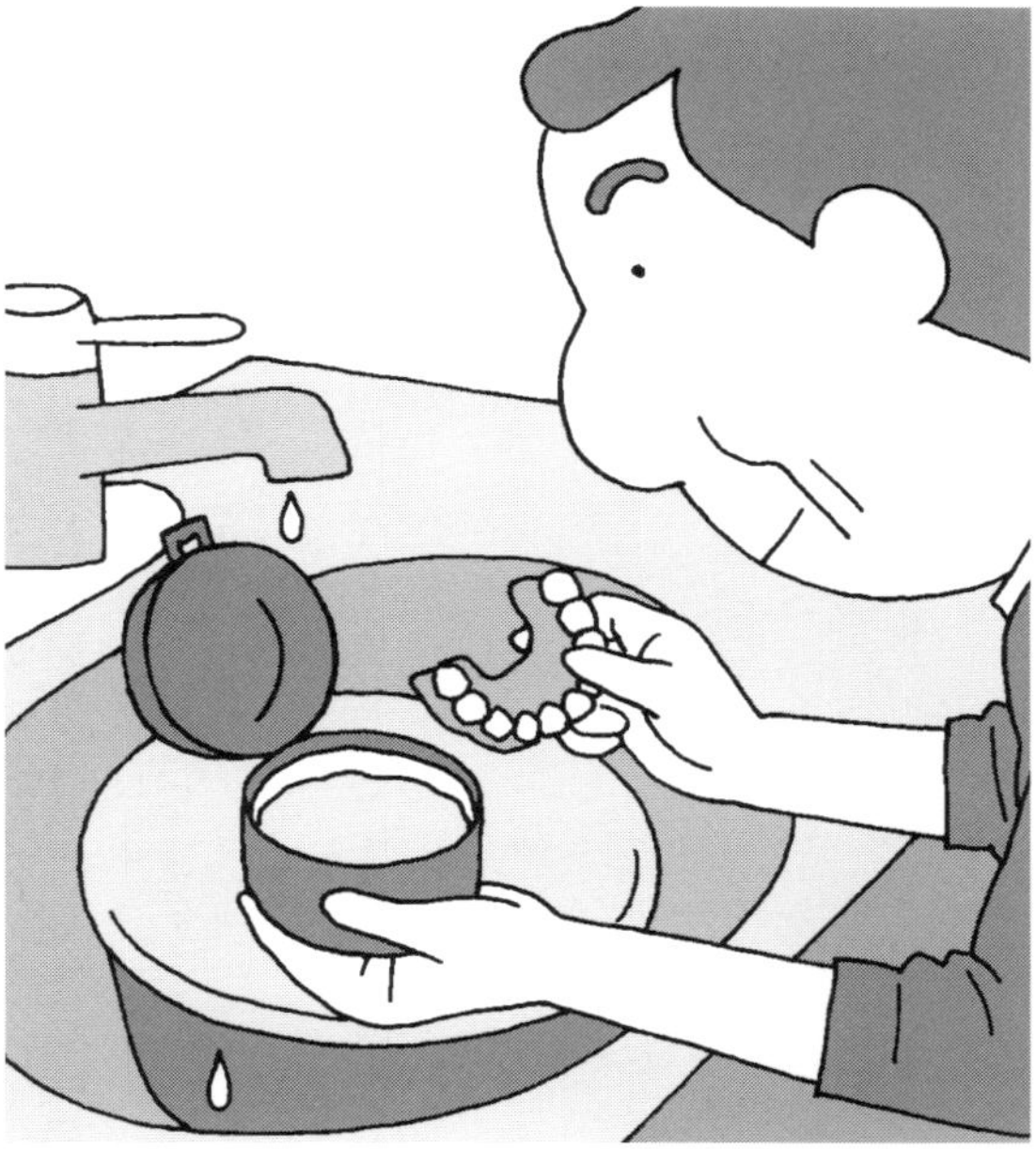

総義歯の汚れやすい箇所
義歯床のくぼみ、歯の部分の溝に要注意

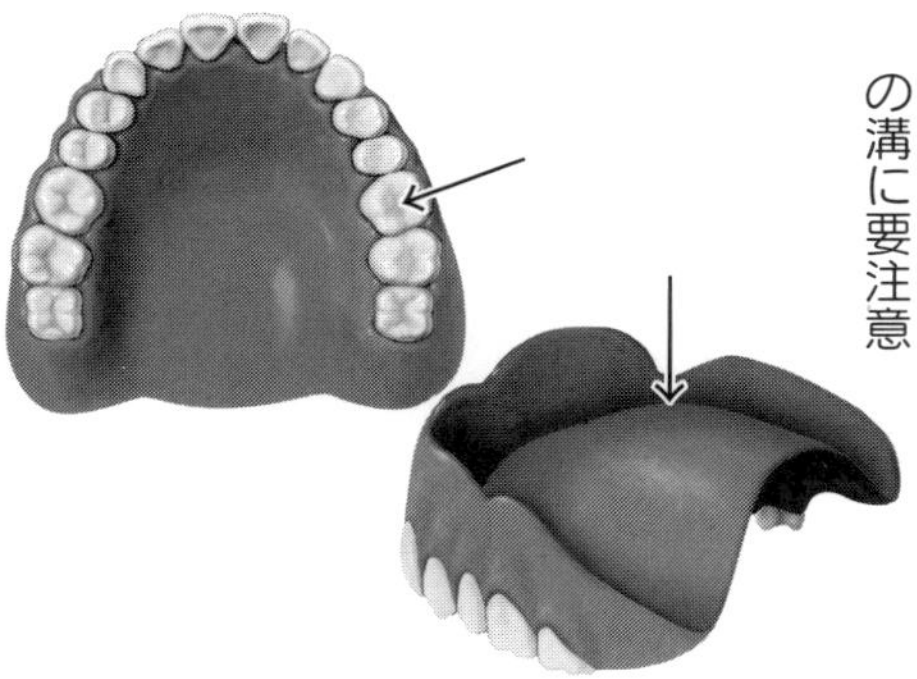

部分義歯の汚れやすい箇所
クラスプや、義歯床のくぼみに注意します

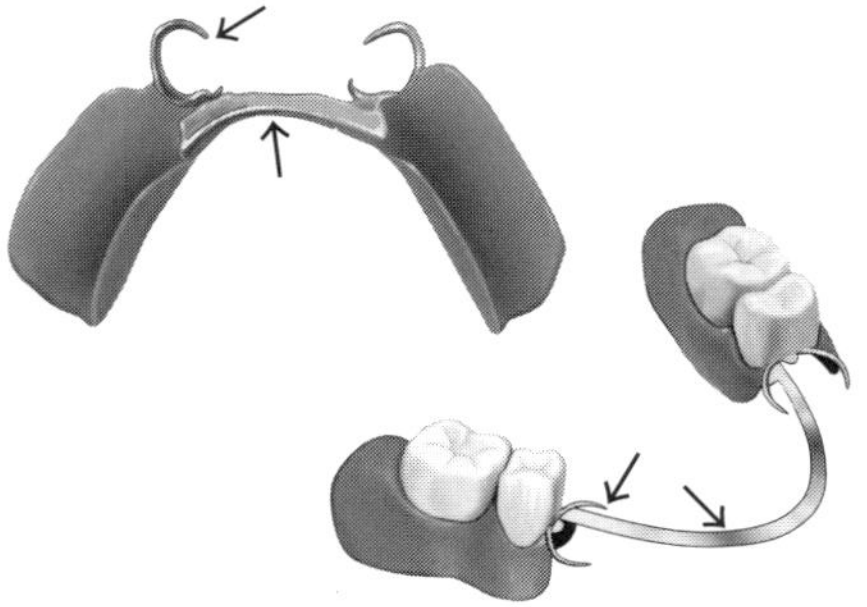

手軽でさまざまな効果が期待できる「うがい」

❖シンプルですが、口の中を洗浄する手段としては非常に有効です。

生理食塩水の作り方

血液とほぼ同じ塩分濃度なので刺激が少なく、楽にうがいができます

1 よく洗った空のペットボトルを用意します。1日で使い切る量が入るものを選びます。水は水道水で構いません

2 水500mlに食塩4.5gの割合で塩水をつくります(小さじすり切り1杯が約5g)。よく振って溶かしましょう

3 その都度コップに注いで使います。作り置きは避け、翌日は用意しなおします

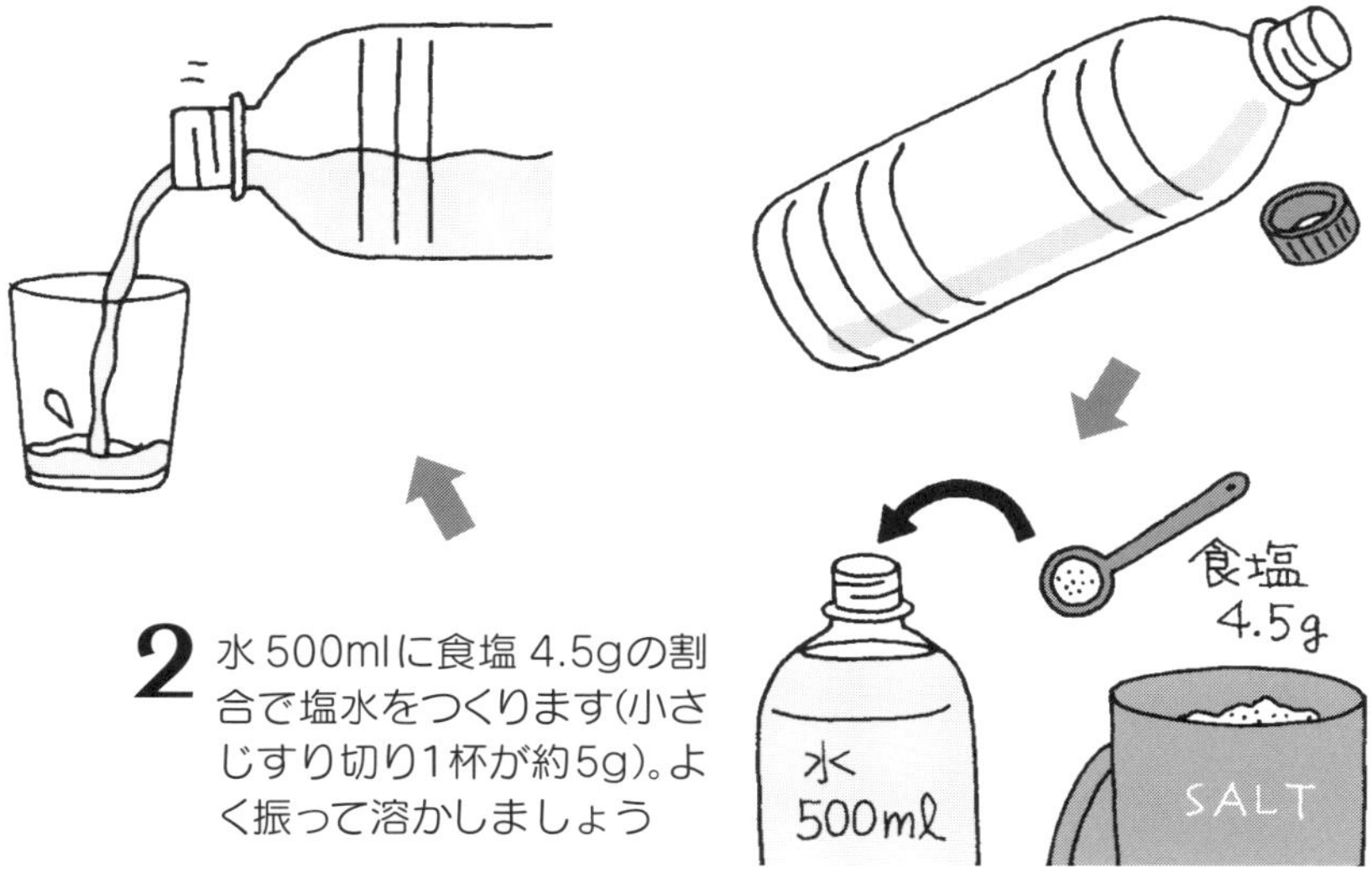

うがいにもさまざまな方法がある

口が乾き気味の方は、口腔の汚れを落とすため、こまめにうがいをしましょう。２時間ごとが目安です。

ポイントは２つあります。ひとつは、刺激の少ない液を使うこと。口に痛みがある方は、生理食塩水か処方薬を使ってください。

もうひとつは、必ずブクブクうがい（口腔含嗽《がんそう》）をすること。上を向いてのガラガラうがい（咽頭《いんとう》含嗽）は、液を誤嚥する危険があります。飲み込む力が落ちている場合は厳禁です。

痛み止めを混ぜてうがいするときは、薬効を得るために液を１分間は口の中で保持しましょう。

上手なうがいの手順

1 液は少量（1口程度）のみ口に含みます

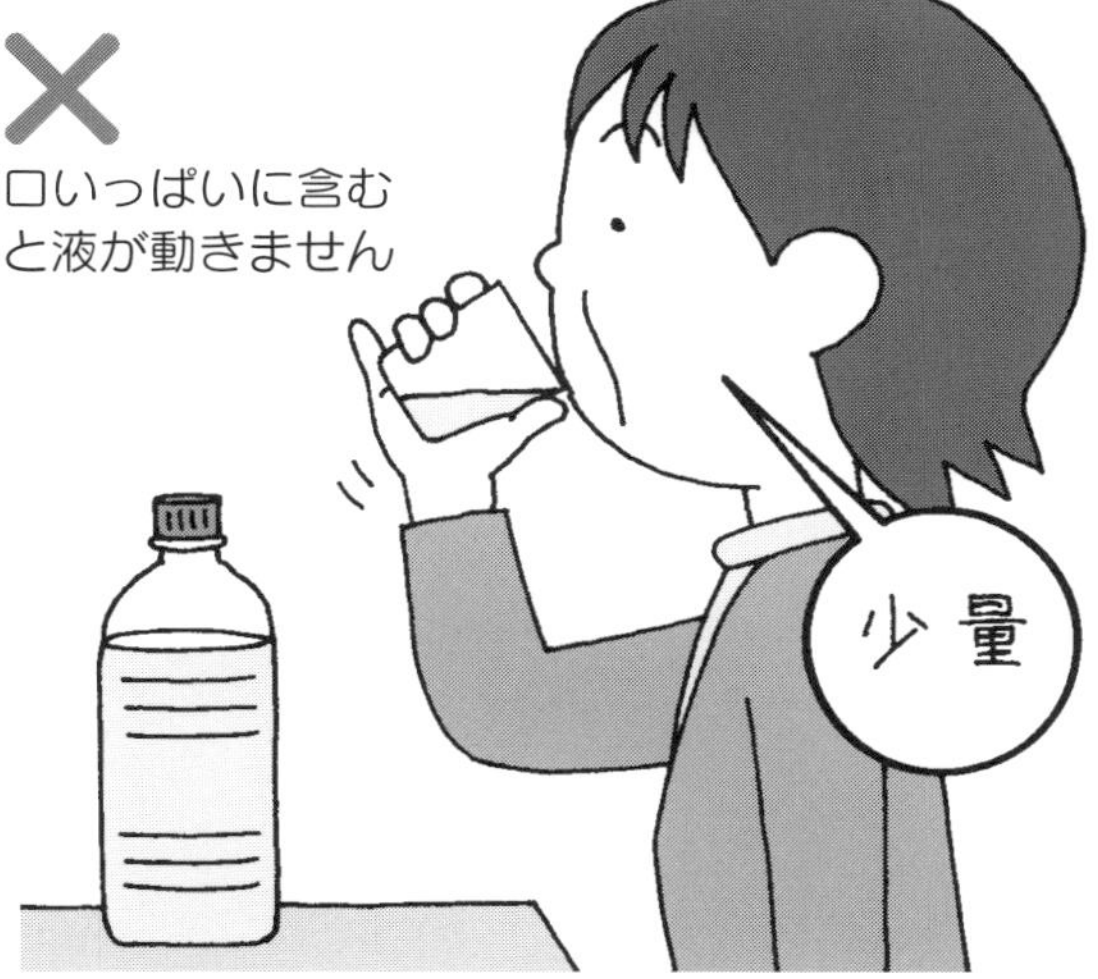
×
口いっぱいに含むと液が動きません
少量

2 液を口の上下左右、各所にまんべんなく移動させブクブクうがいをします

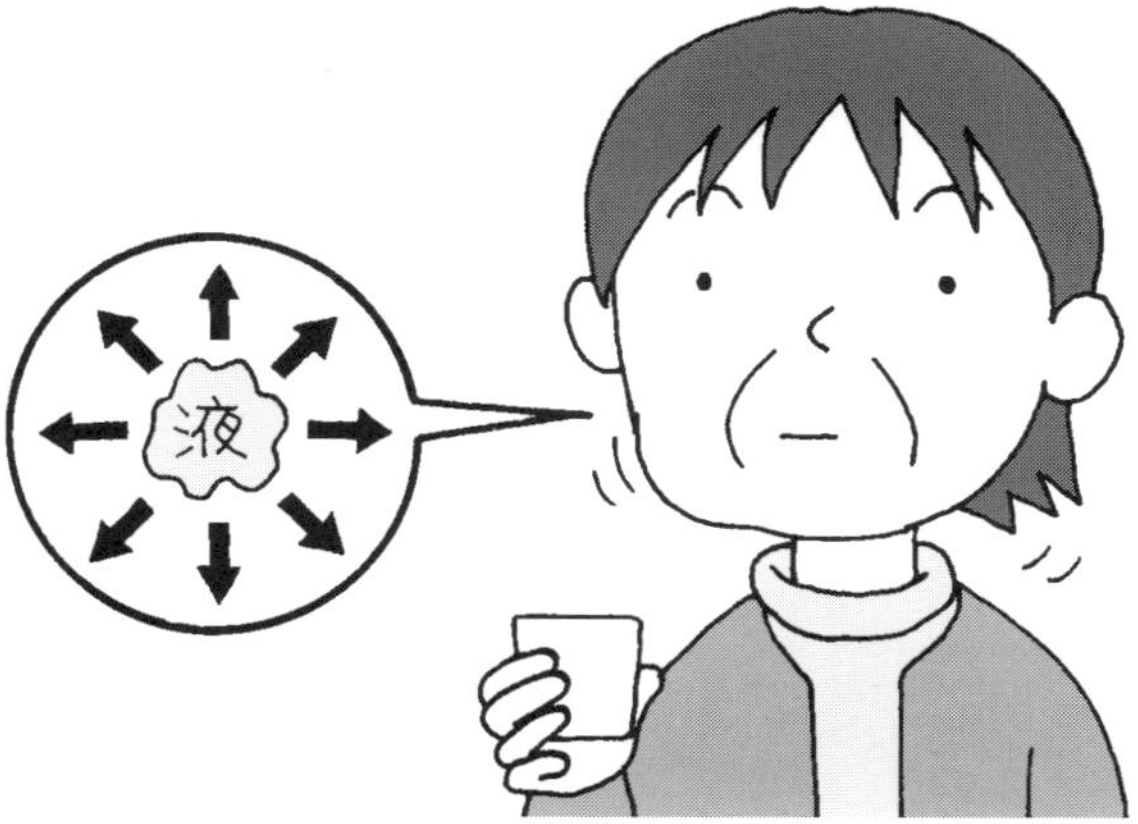
液

3 痛みで頬を動かしにくいときは、液を口に含んだまま頭を上下左右に傾けて液を口の中で移動させます

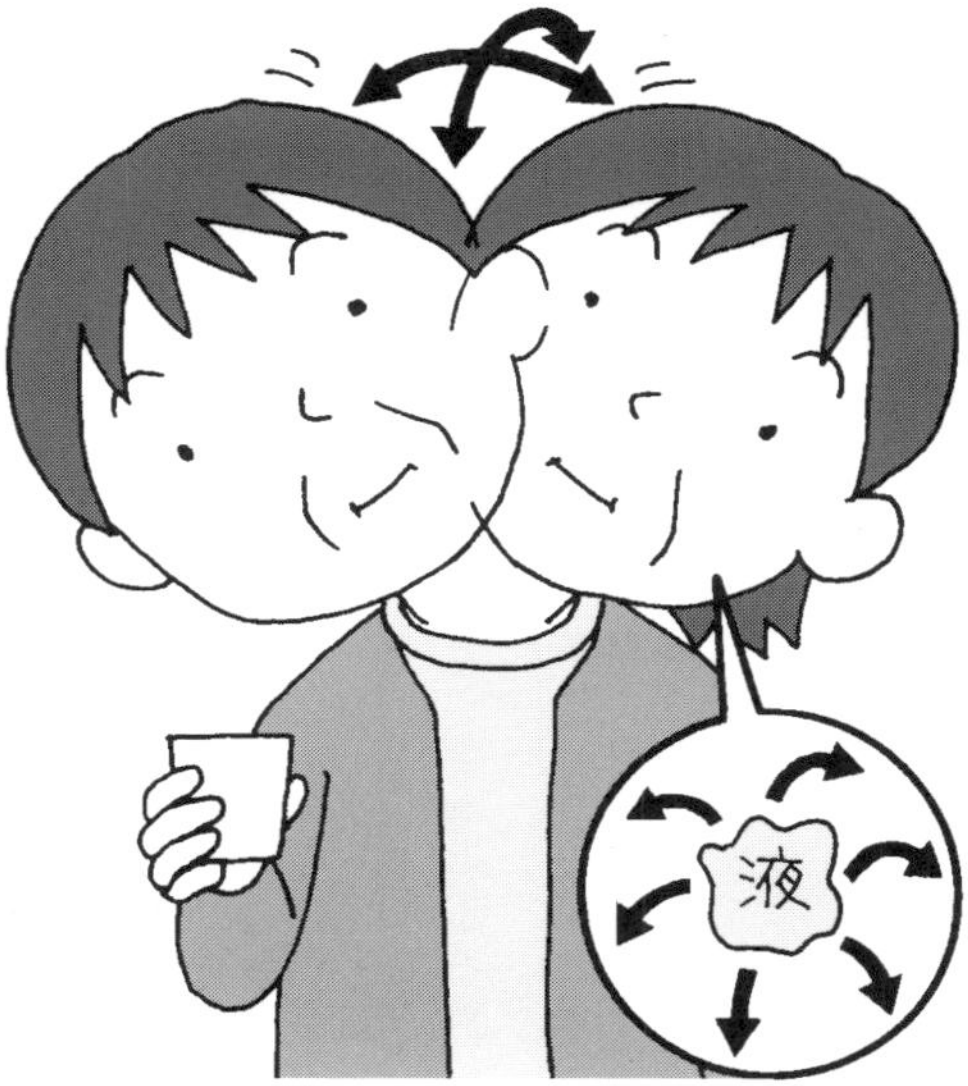
液

味覚異常がある人もぜひうがいを試してみよう

口が乾いた状態が続くと、余分な味質が唾液で洗い流されないので、舌に残りやすくなります。これが味覚異常の一因となることもありますが、うがいによって唾液のはたらきを代替することができます

市販のケアグッズを活用しよう

❖インターネット通販などで簡単に購入できるものも増えてきました。

保湿剤のタイプと一般的な使い方

ジェル型

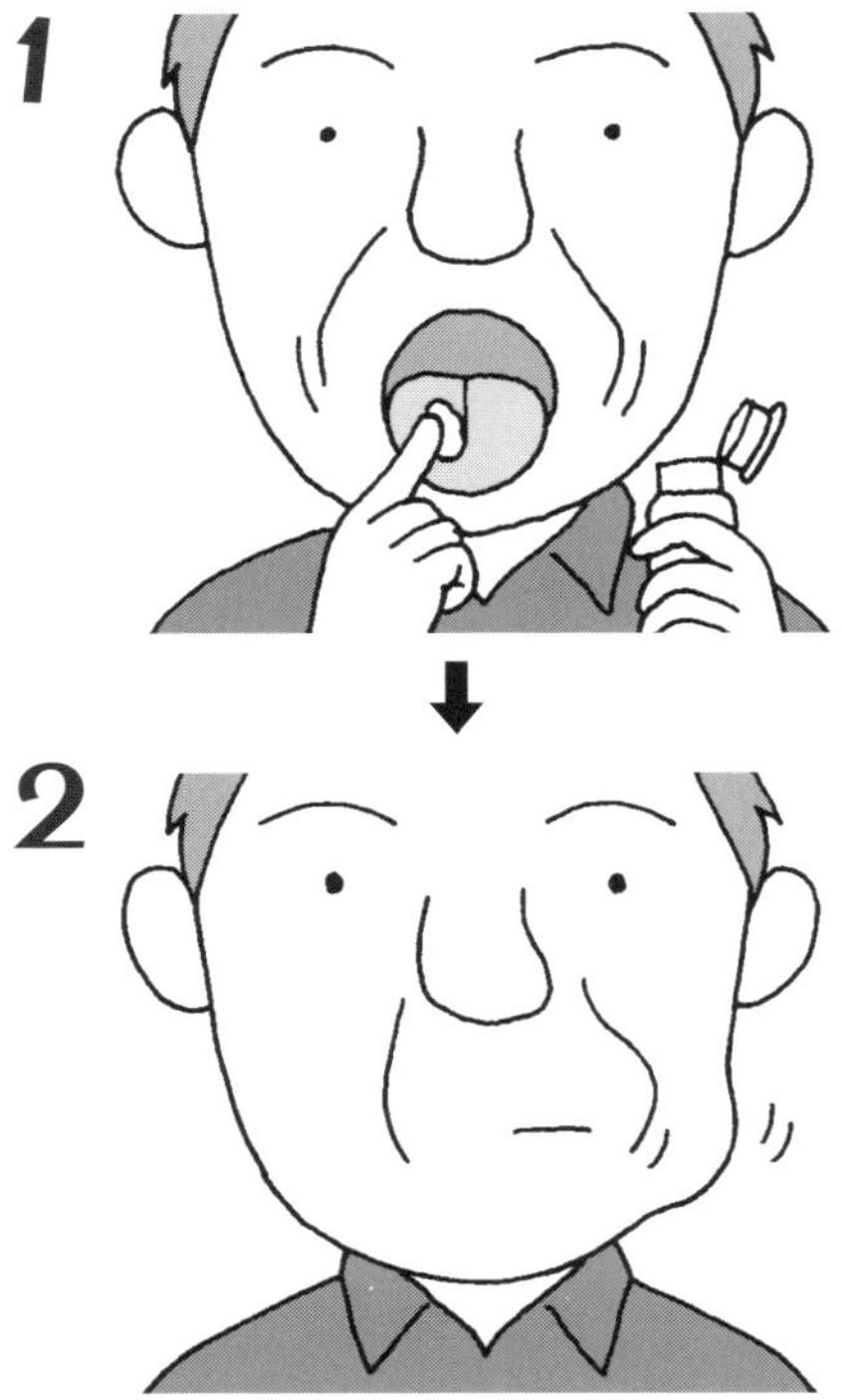

長く潤いを保てるのが特長。使い方はまず、容器から適量を指、もしくはスポンジブラシにとって舌表面にのせ(1)、舌を使って口の中全体に薄くのばします(2)

体調と症状にあったものを探してみよう

一口に保湿剤といっても、形状や特徴はこの項に解説したようにさまざまです。使いやすいものを根気よく探してみましょう。また、塩酸ピロカルピンや人工唾液スプレーを使って乾きを和らげたり（いずれも保険適用）、虫歯対策にはフッ化物を歯に塗るなど、専門的な対処法もあります。口の乾きで困ったら担当医や歯科医に助言を求めてみるといいでしょう。

なお、口が乾く方には必ず定期的な歯科検診が必要です。唾液の保護作用が弱くなり、虫歯や歯周病にかかりやすくなるからです。注意してください。

1 舌を真っ直ぐに突き出し、その表面中央や、左右の頬の内側の粘膜に2～3度噴霧するだけです

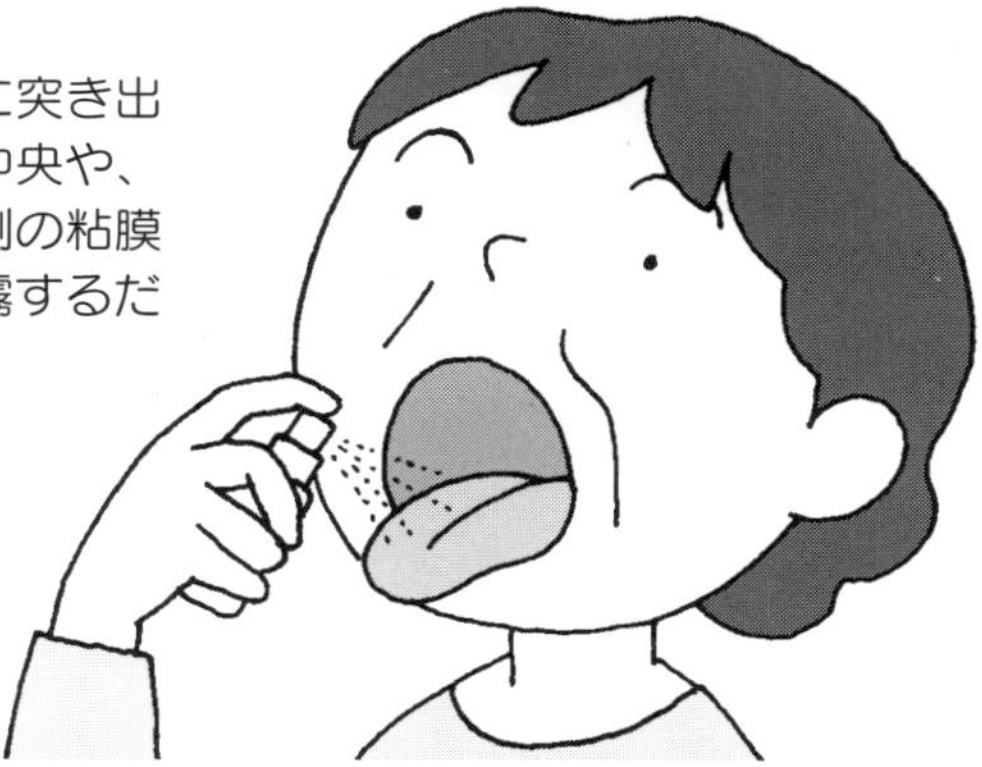

2 ジェルスプレー型（下の囲み参照）の場合は、舌を使って口の粘膜全体に薄くのばします

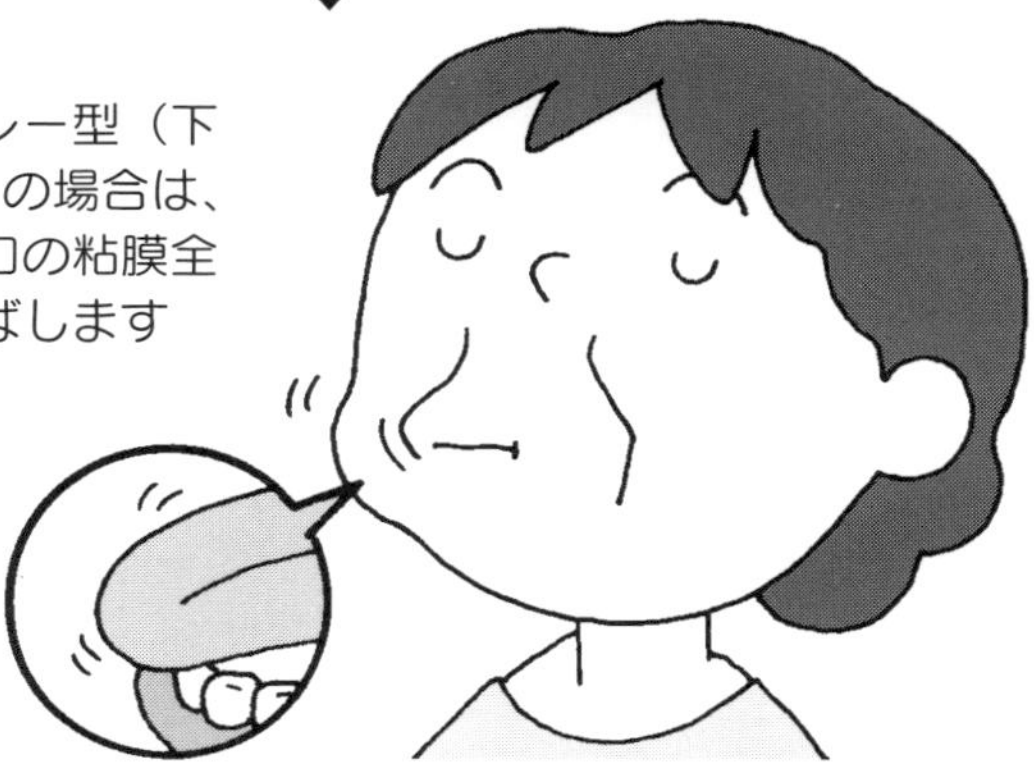

スプレー型

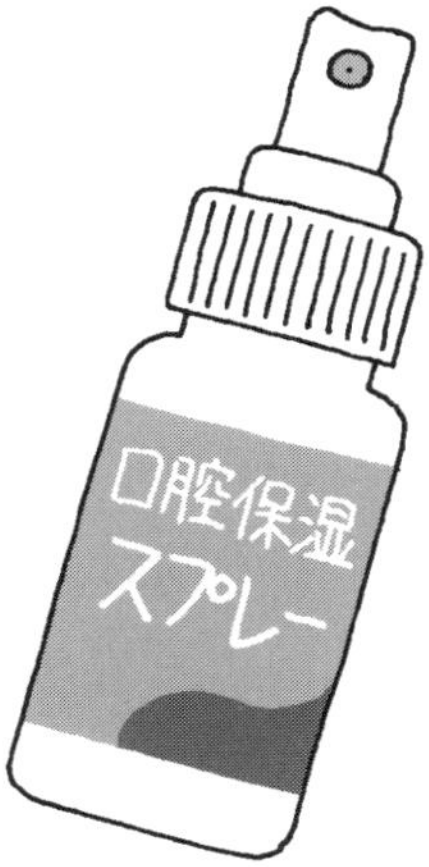

効果は比較的短時間ですが、簡単に使えます(左のイラストと説明参照)。手を使わずにすむのでより清潔。最近は持続力に優れた製品が増えています

洗口型

保湿とともに口の洗浄もできます。粘膜炎がある場合や口の粘膜が弱っているときは、ノンアルコールのものを選びましょう。うがいをする要領で使います（うがいについては62～63ページ参照）

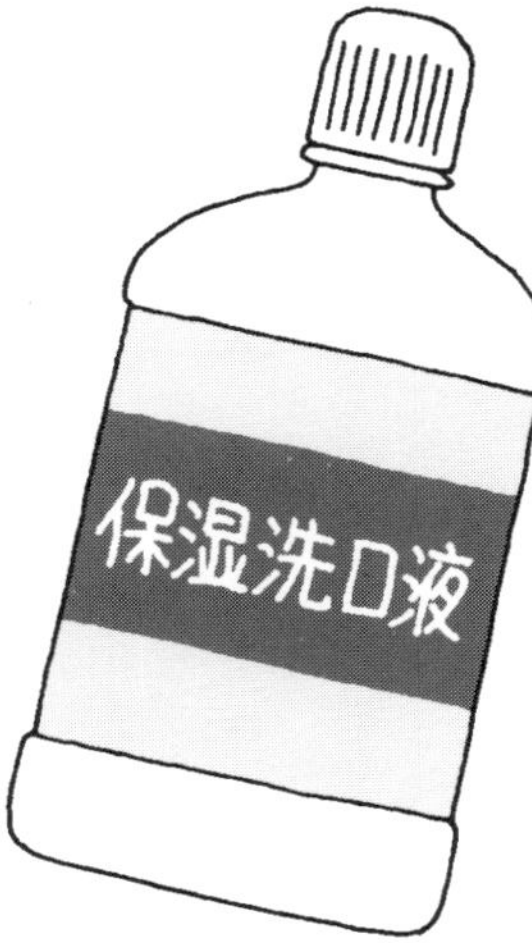

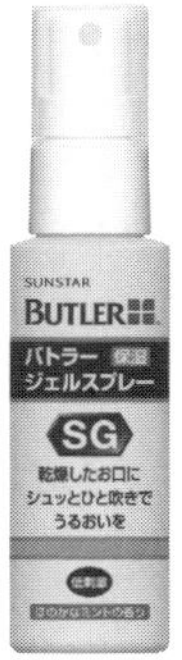

折衷型の製品も登場している

ジェル型の持続性と、手で触らずに扱えるスプレー型のよさを活かしたジェルスプレー（写真）のように、各タイプの長所を活かした製品も出てきています

痛みをうまく伝えることの大切さ

❖痛みをがまんしても、がん治療には何のメリットもありません。

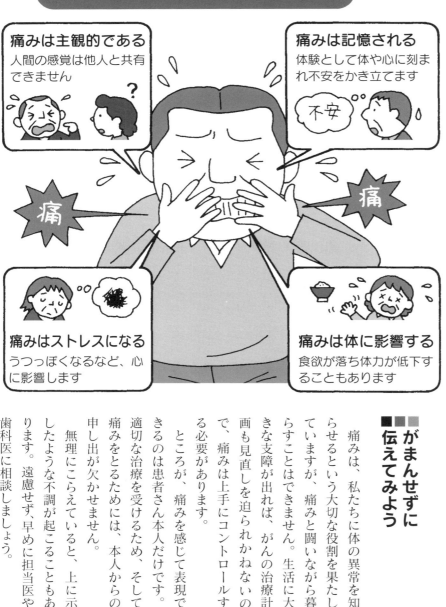

痛みにはこんな特徴がある

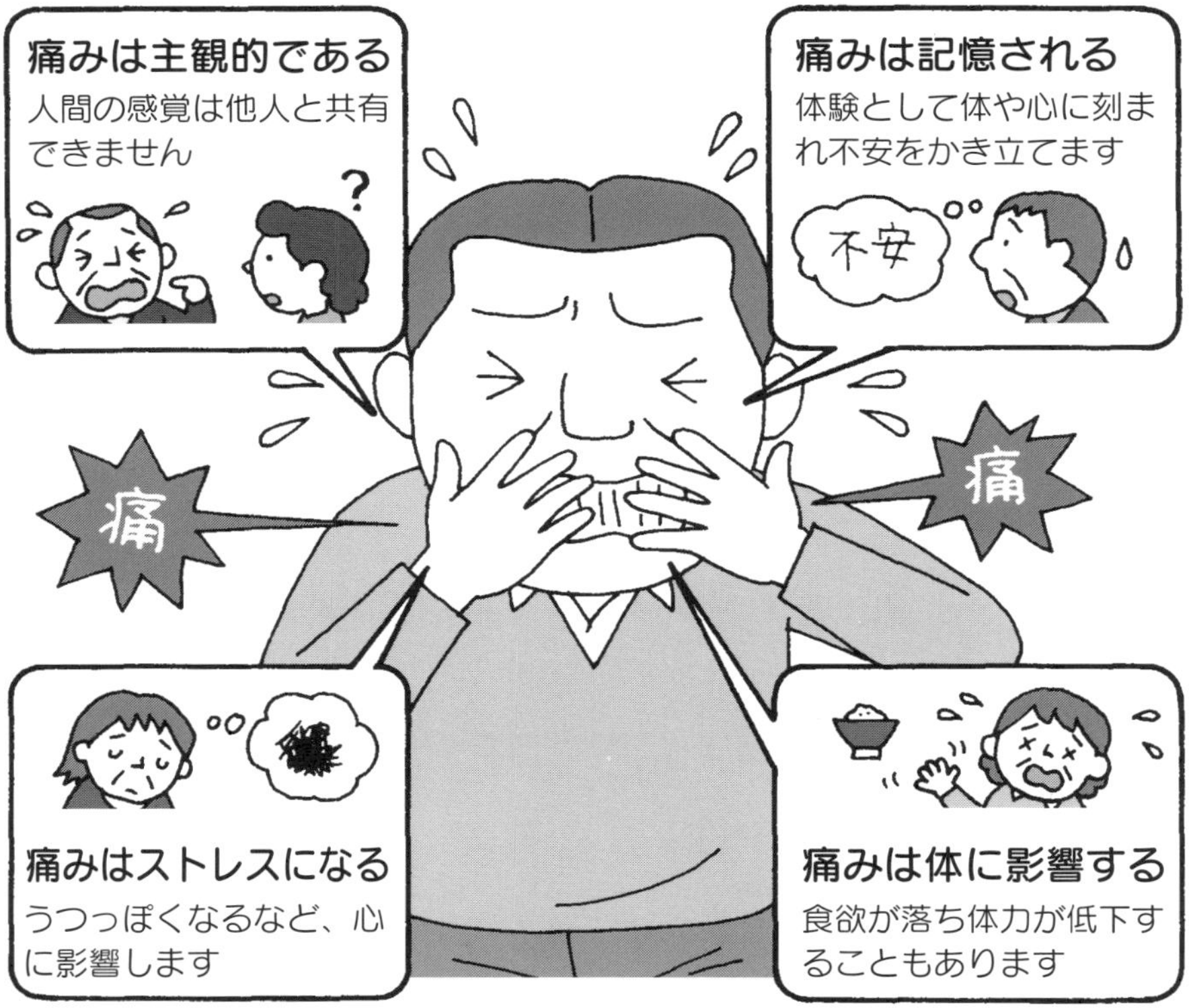
痛みは主観的である
人間の感覚は他人と共有できません
?
痛みは記憶される
体験として体や心に刻まれ不安をかき立てます
不安
痛
痛
痛みはストレスになる
うつっぽくなるなど、心に影響します
痛みは体に影響する
食欲が落ち体力が低下することもあります

がまんせずに伝えてみよう

痛みは、私たちに体の異常を知らせるという大切な役割を果たしていますが、痛みと闘いながら暮らすことはできません。生活に大きな支障が出れば、がんの治療計画も見直しを迫られかねないので、痛みは上手にコントロールする必要があります。

ところが、痛みを感じて表現できるのは患者さん本人だけです。適切な治療を受けるため、そして痛みをとるためには、本人からの申し出が欠かせません。

無理にこらえていると、上に示したような不調が起こることもあります。遠慮せず、早めに担当医や歯科医に相談しましょう。

痛みを伝えるのがケアの第一歩になる

10ページで紹介したペインスケールを医療従事者と共有すれば、痛みの度合いは伝えやすくなります。それ以外に、右に挙げる情報を提供しましょう

強	中	弱	痛くない
・ものすごく痛い ・耐えがたい ・何も手につかない	・とても痛い ・どうにか耐えられる痛み ・我慢できそうもない	・少し痛い ・わずかに残る痛み ・痛みが気になる ・すっきりしない	
10　9　8	7　6　5　4	3　2　1	0

●痛む場所（どこが）
口の中の場合は、あらかじめ自分で観察しておく必要があります（観察のポイントや方法については48〜49ページ参照）

●痛みの性質（どんなふうに）
ズキズキする、ヒリヒリする、熱っぽい感じがあるなどといった情報も、治療やケアのヒントになることがあります

●痛む状況（いつ、どんなとき）
歯みがきのとき、食事のときなど、タイミングによって対処も変わってきます。痛みが長く続いているかどうかについても伝えましょう

痛みをとる方法にはどんなものがあるか

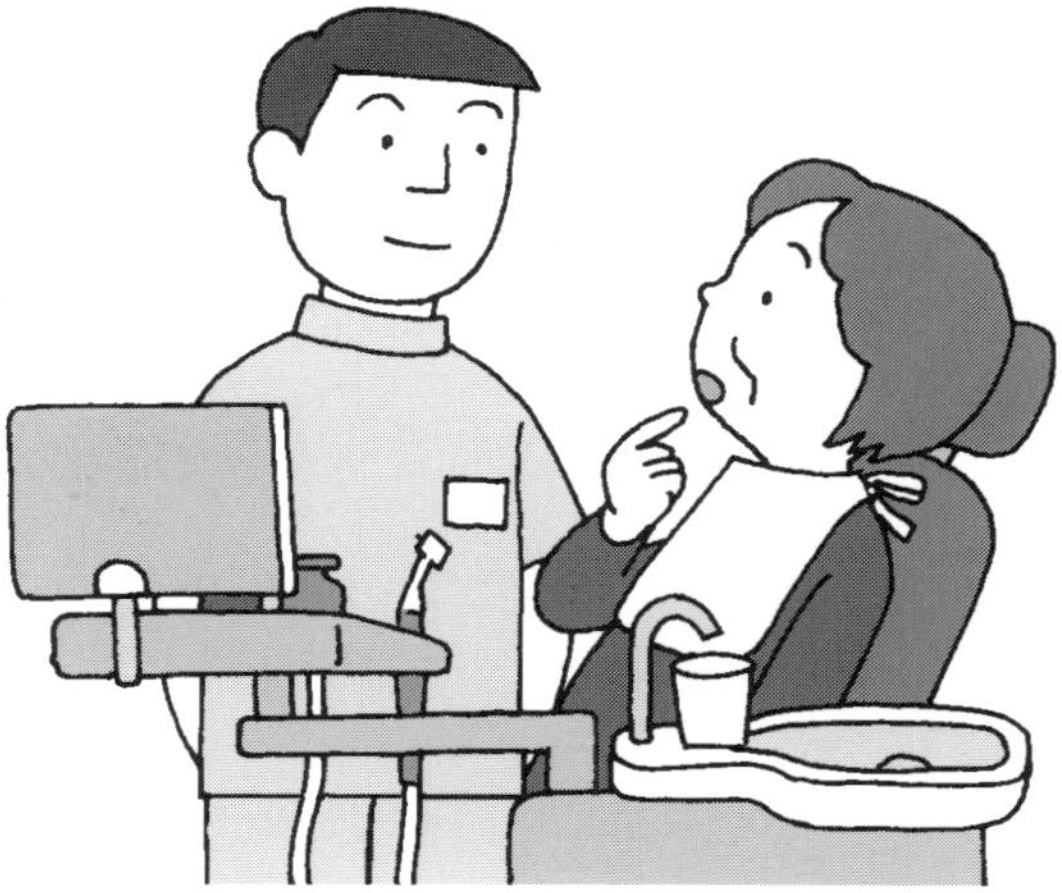

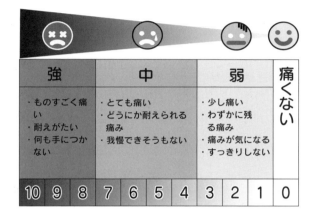

医師や歯科医に薬を処方してもらうのも大事ですが、うがいなどのセルフケアも忘れないようにします

●ブクブクうがいをこまめに行います。水でだめなら、局所用の痛み止め軟膏や麻酔成分を含むうがい薬がないか、担当医に尋ねてみましょう

●焼けるような痛みがある場合は、氷片を口の中に含み、ゆっくり溶かしながらその水を飲み込むとよいでしょう

痛み止めをきちんと使おう

❖「医療用麻薬はこわい」「死につながる」というのは大きな誤解です。

痛みを感じてからでは遅すぎる

どうしても痛みが取れない場合は、医師や歯科医が痛み止めを処方してくれるはずです。

処方された痛み止めは、痛みががまんできなくなる前から飲むことをおすすめします。強い痛みが続くと、より痛みに敏感になってしまうためです。

痛みがあまりにも強いときは、モルヒネが処方されることもあります。以前はモルヒネというと、「麻薬＝中毒になる」「死期を早める」と誤解されていましたが、正しく使えば、がん治療の「強い味方」となる有効な薬です。むやみに恐れず、薬剤師の指導を受けて正しく使いましょう。

痛み止めの使い方には共通の目安がある

国際的に推奨されているのは、図のように状態によって必要な治療を積み重ねる方法です

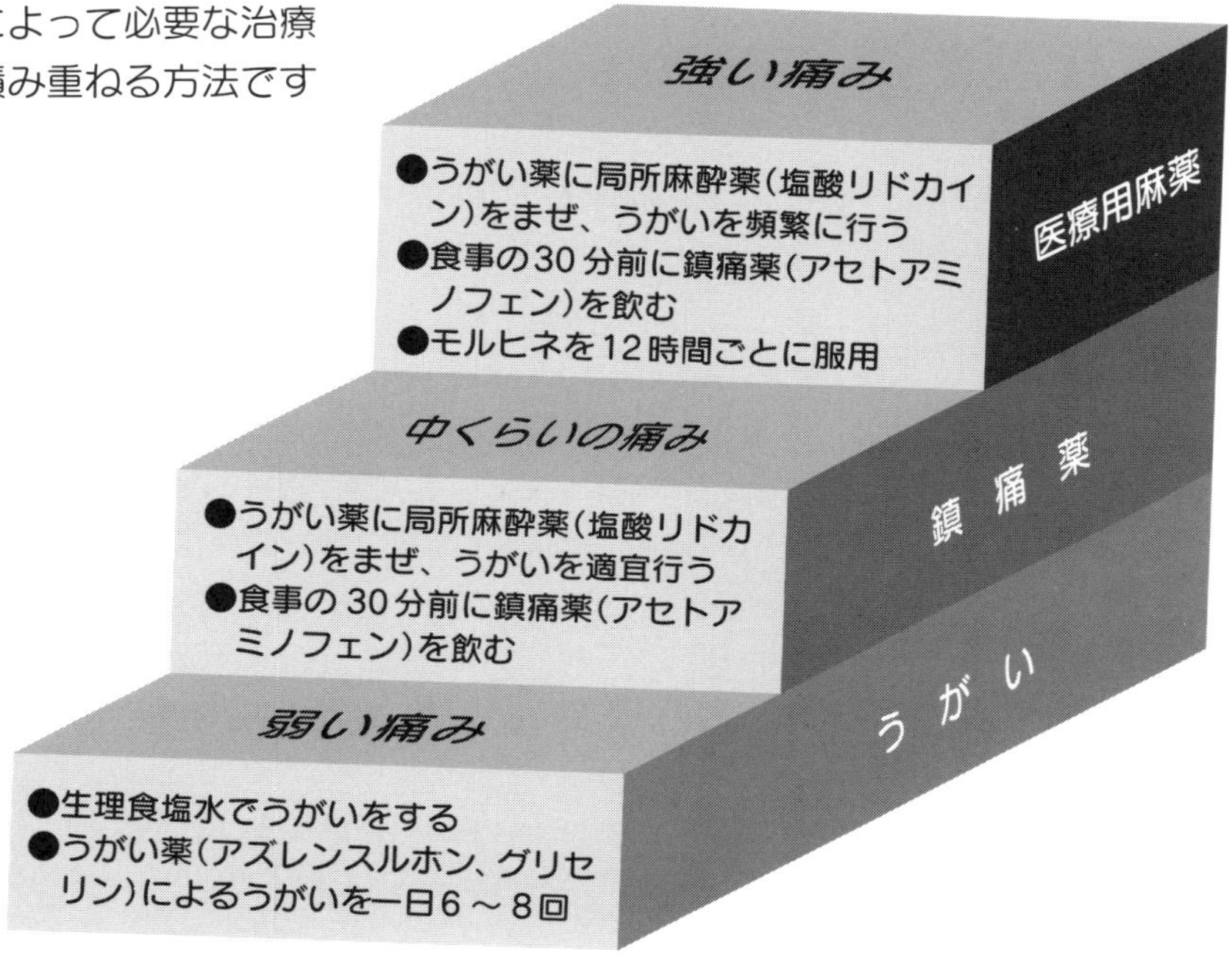
強い痛み
●うがい薬に局所麻酔薬（塩酸リドカイン）をまぜ、うがいを頻繁に行う
●食事の30分前に鎮痛薬（アセトアミノフェン）を飲む
●モルヒネを12時間ごとに服用
医療用麻薬
中くらいの痛み
●うがい薬に局所麻酔薬（塩酸リドカイン）をまぜ、うがいを適宜行う
●食事の30分前に鎮痛薬（アセトアミノフェン）を飲む
鎮痛薬
弱い痛み
●生理食塩水でうがいをする
●うがい薬（アズレンスルホン、グリセリン）によるうがいを一日6～8回
うがい

モルヒネについて知っておきたい4つのこと

食事の30分〜1時間前には服用を

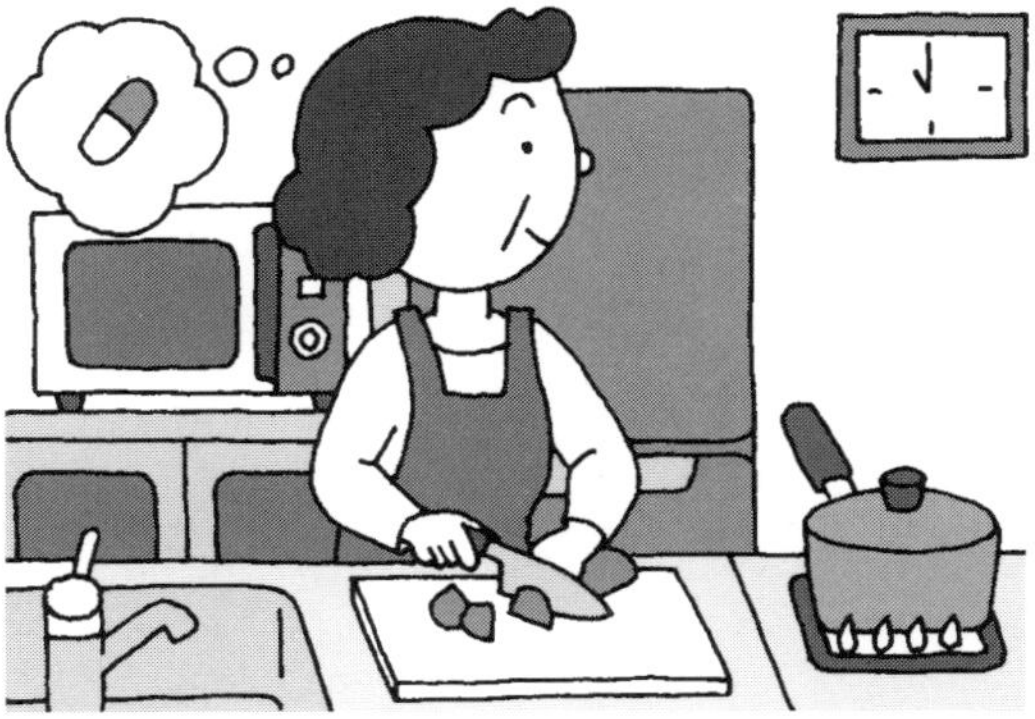

食事のときは口を使ううえ、食べ物の刺激が加わります。より痛みを感じてしまうので、食事の前に飲みましょう

できるだけ飲み薬を使います

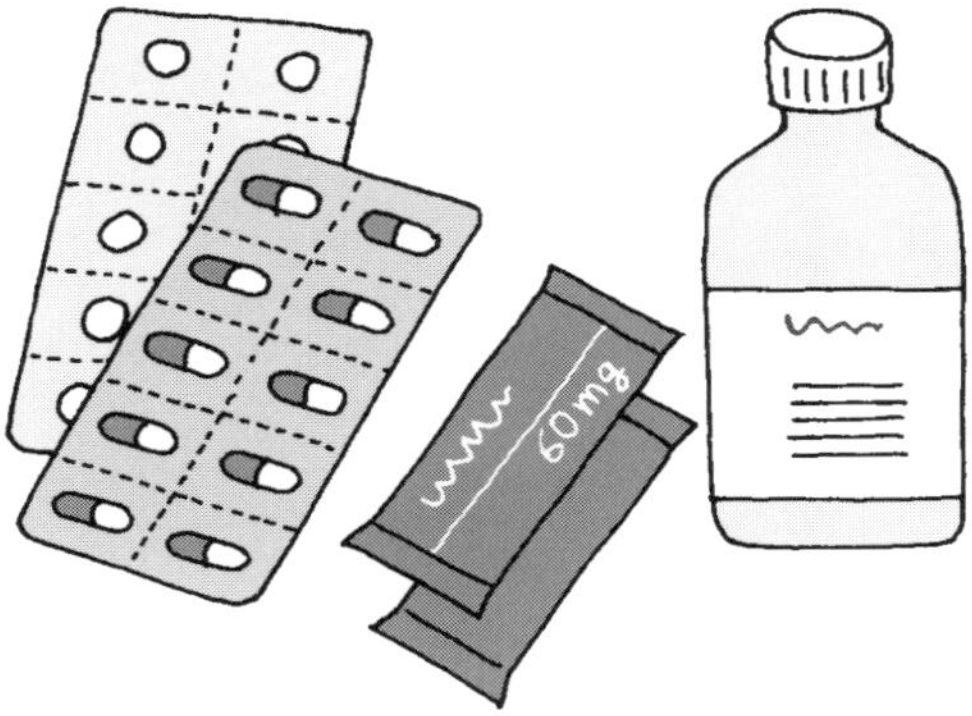

さまざまな剤形がありますが、自然なかたちで体に吸収される飲み薬（錠剤、粉、液体など）がよく使われます

時刻を決めて規則正しく使います

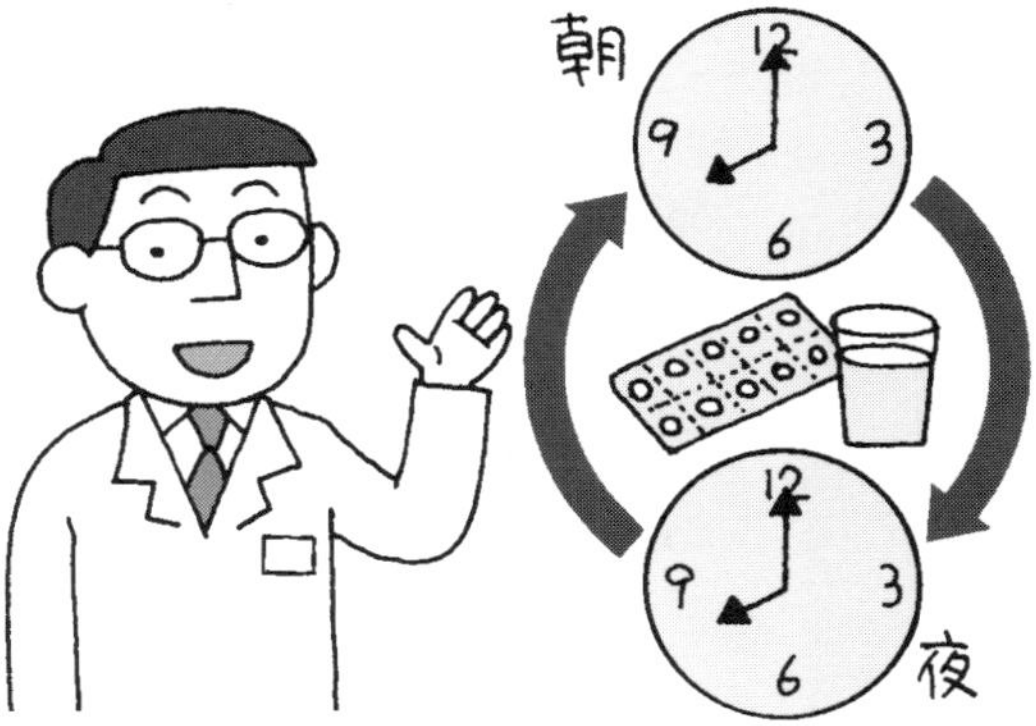

効き目が長く続くタイプの痛み止めの場合は、決まった時間に使います。血中濃度を一定にして、効き目を維持するためです

副作用への対策をお忘れなく

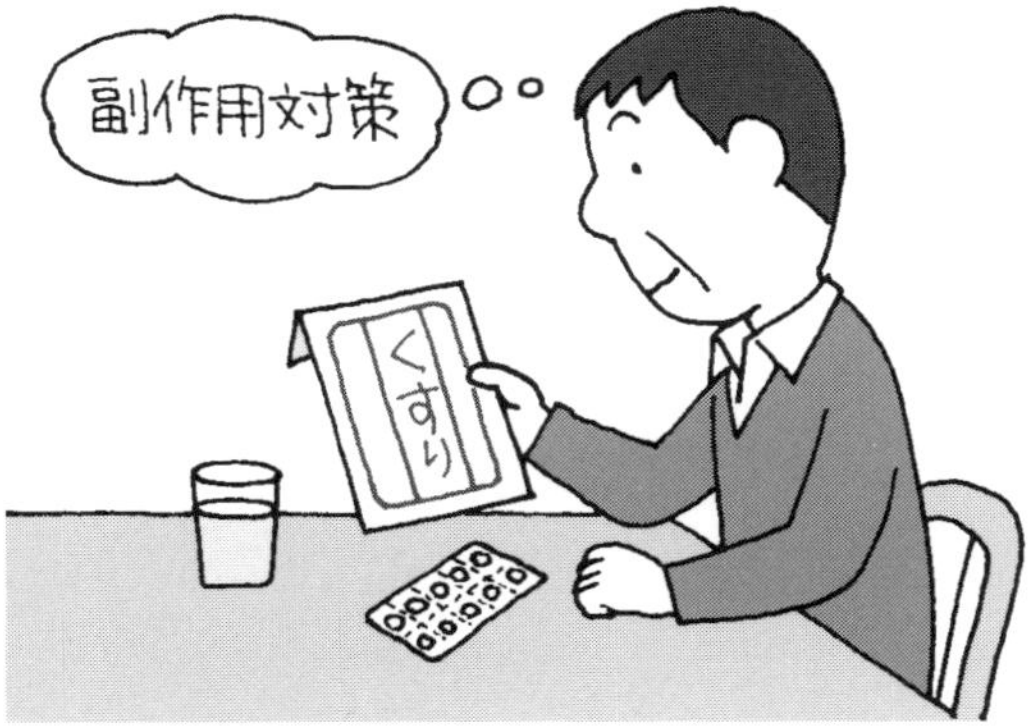

便秘、眠気、吐き気といった副作用が出やすいので、便の通りをよくする薬や、状態により吐き気止めなども併用します

症状に合わせて食べものをかえよう

❖自分が食べやすいものを根気よくさがすのが基本です。

調理や食事のポイント

刺激を調節する	口内炎があるときは、からいものや酸っぱいものは避けるのが賢明ですが、症状によってはスパイスなどでアクセントをつけると、味覚に異常があっても美味しく食べられることがあります
温度を調節する	「うまみ」などの味は、熱すぎても冷たすぎても感じにくいものです。たとえばアツアツを食べるのではなく、人肌くらいに冷ましてから口にすると、かえって味をはっきり感じられることがあります
食感のよいものを選ぶ	固いものやザラザラしたものは、口の中を傷つけてしまうかもしれません。やわらかいもの、水分の多いもの、口当たりがよいものは、口内炎を刺激しないので食べやすいことが多いといえます

何を食べるか選ぶのもセルフケアのうち

がん治療中の方には味覚異常が起こることがあります。変化のしかたは人によって異なるため、残念ながら万人共通の対策はありません。できればご家族の協力を得て、無理なく食べられるものを探しましょう。

なお、乾燥や口の汚れで味を感じにくくなっていることもあるので、口のセルフケアにも注意してください。味覚異常は42～43ページで扱いましたが、「味を感じない」と訴える方に口腔ケアを継続したところ、ある程度味覚を取り戻せたケースもありました。うがいや歯みがきは、美味しく食べるためにも欠かせないのです。

口内炎があるとき食べやすいもの／食べにくいもの

あくまで一般的な傾向であり、個人の症状や好みによって変わります

比較的食べやすい

流動性が高く、適温のものは食べやすいでしょう

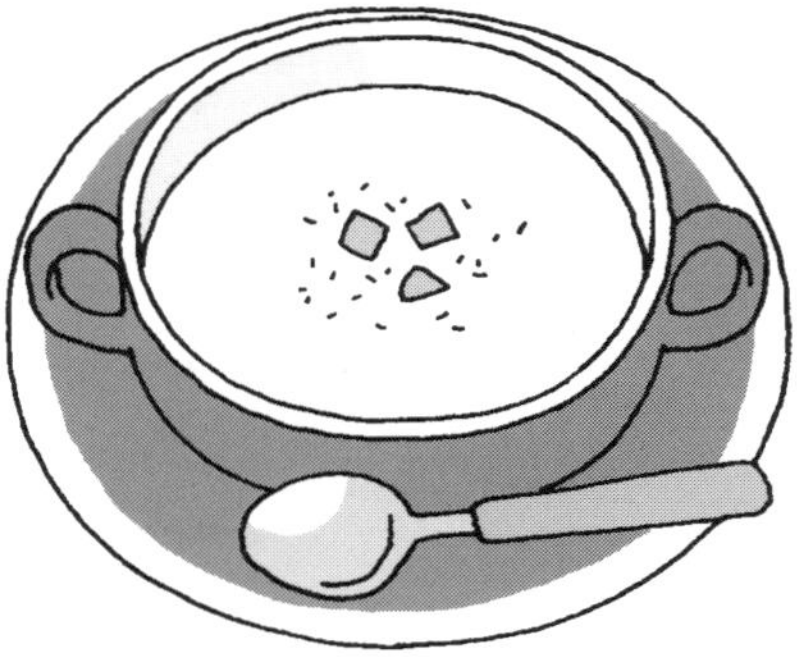

コーンポタージュ

飲むヨーグルト

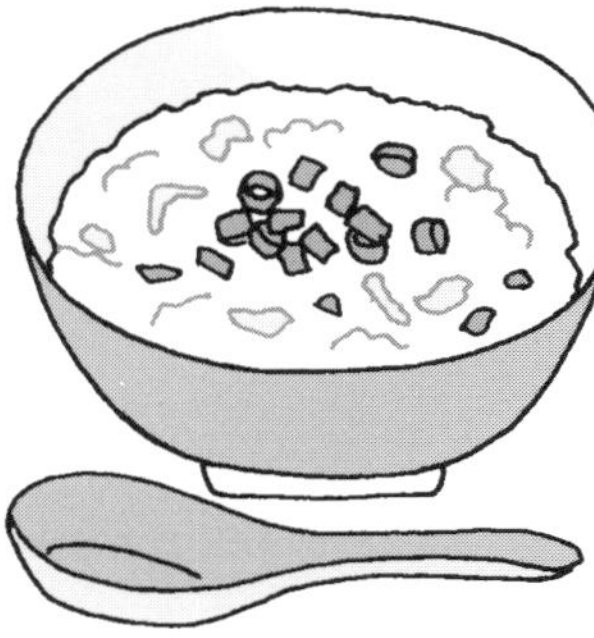

卵がゆ

食べにくいので避けたい

しっかり噛む必要があるものはおすすめできません

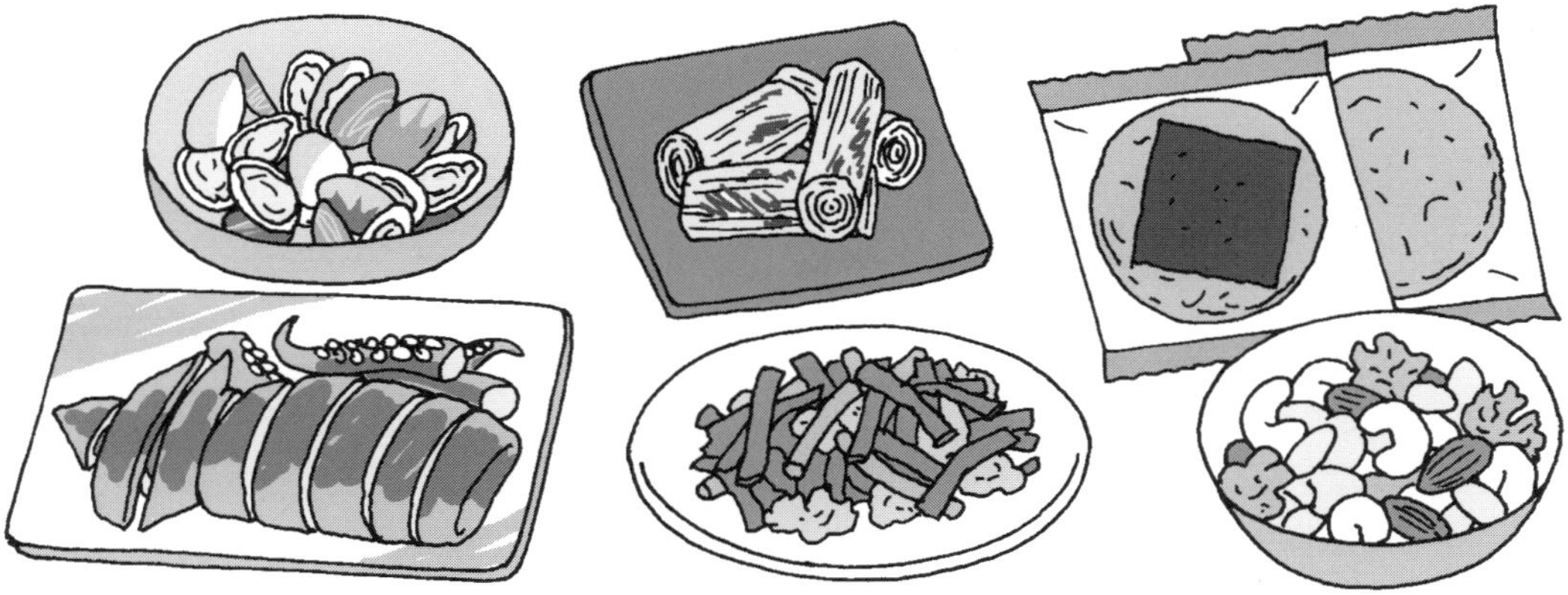

貝、いかなど

ネギ、ニラなど

ナッツ類、せんべい

食べものに注意する②

味覚異常にどう対応するか

❖治療にともなう味覚の変化は千差万別ですが、対処法はあります。

患者さんの好みの変化にも期待を

味覚の変化については前の項などでもふれましたが、ここではもう少し詳しく、よくある変化のタイプと対処法をまとめました。

いろいろなアイデアがありますが、基本的な戦略は、「まずいもの・嫌だと感じるものは避ける」こと。肉の代わりに豆腐を使ってタンパク源にするなど、栄養価を考慮して代替品を用いましょう。

もうひとつ大切なのは、好みは変化するということです。味を感じにくくなった方が、「はっきり味がする」という理由で、それまでなじみのなかったゴーヤを好きになった例もあります。このような変化にも期待しつつ、根気よく付き合う気持ちが必要です。

味を感じない／感じる味が薄い

味を感じないものを口に入れておくのは苦痛なので、流動性の高いものがおすすめです。味を濃くした固形物でもいいのですが、塩分を取り過ぎないよう１品のみにとどめましょう

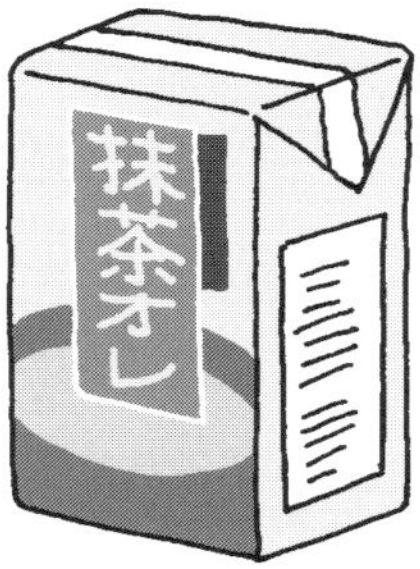

抹茶オレ

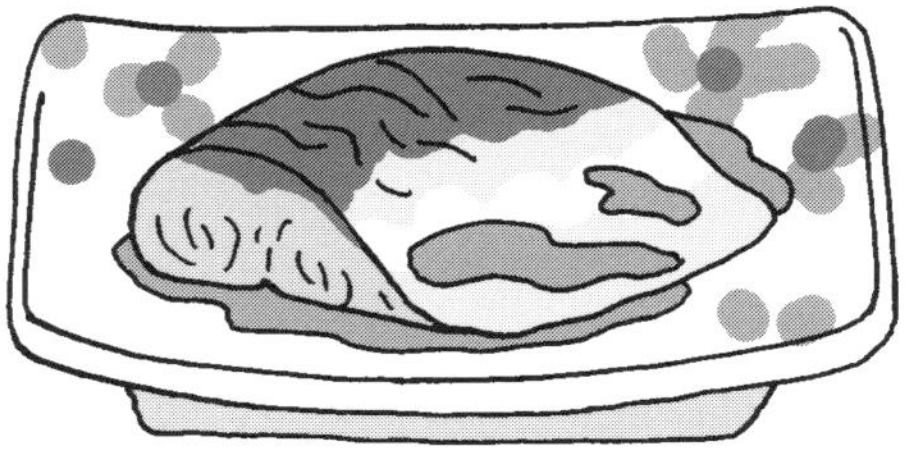

さばの味噌煮

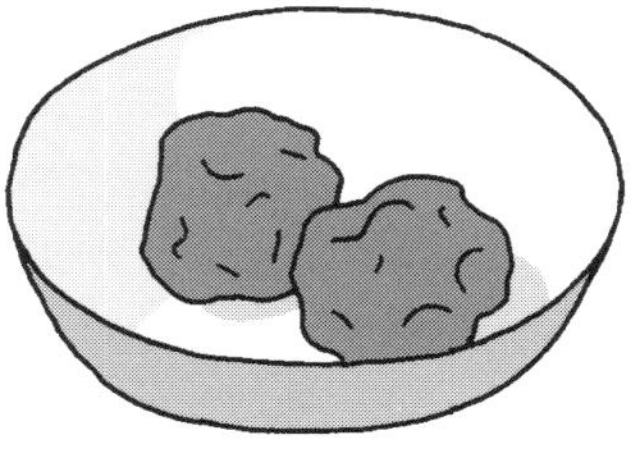

梅干し

苦みや金属味など嫌な味を感じる

嫌な味そのものがストレスの原因となります。砂を噛んでいるように感じる人もいます。香りを楽しめて口に残らないものがおすすめです。白飯に鯛味噌や柚味噌をのせるのもいいでしょう

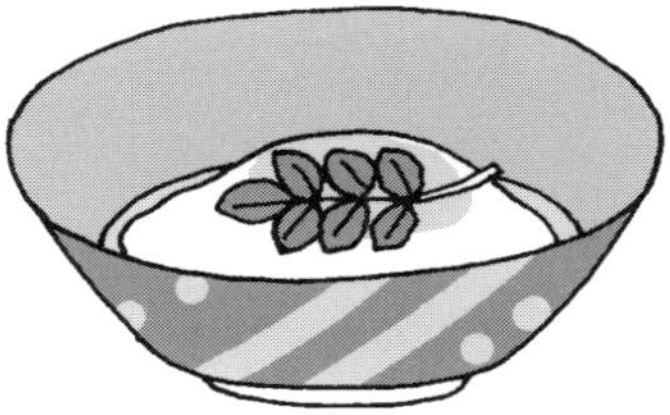

温泉卵

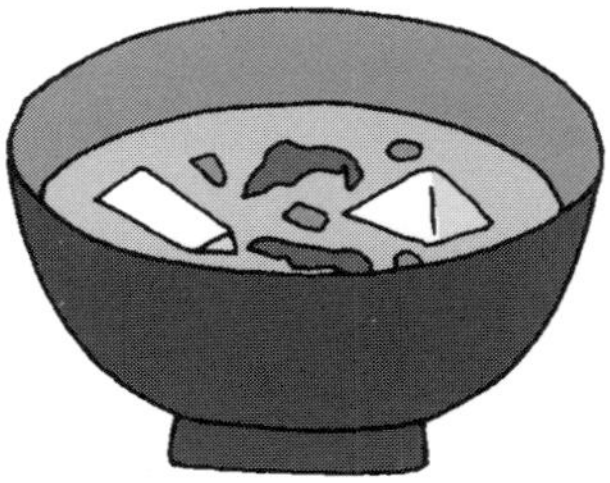

味噌汁（濃いめ）

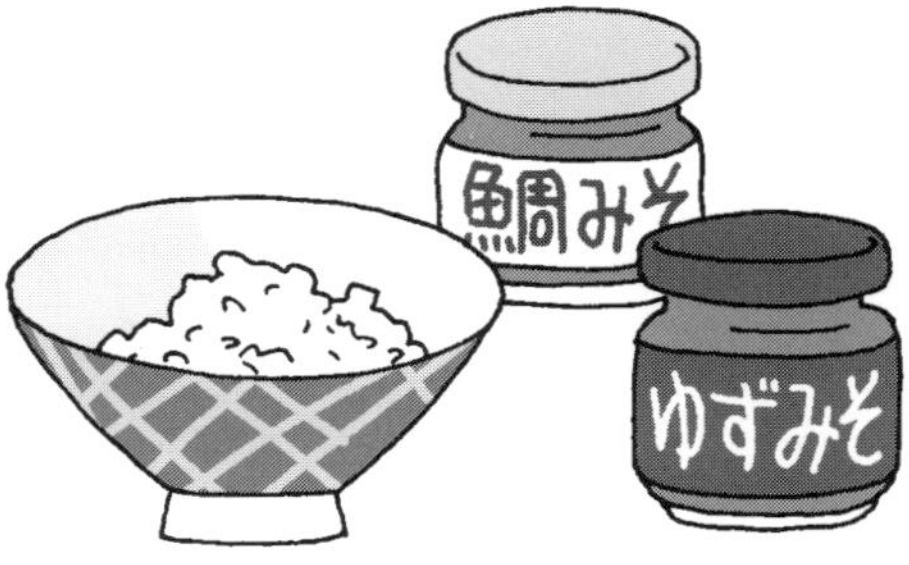

白飯に鯛味噌など

特定の味だけを強く感じる

どれも同じ味に感じるのがストレスになるので、薄味で手軽に食べられるものがおすすめです。逆に、カレーライスのような、濃い味のこってりしたものを試す方法もあります

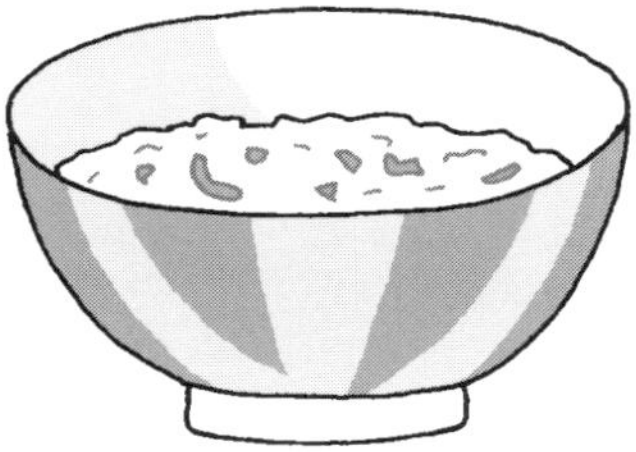

白がゆ

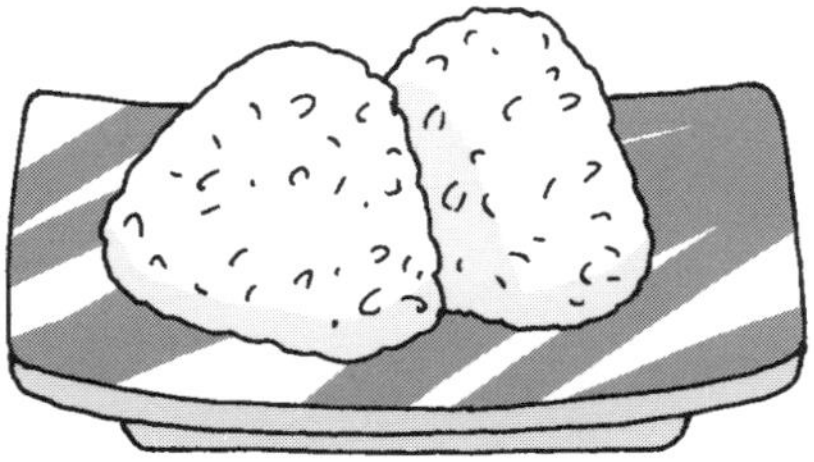

塩おにぎり（小さめ）

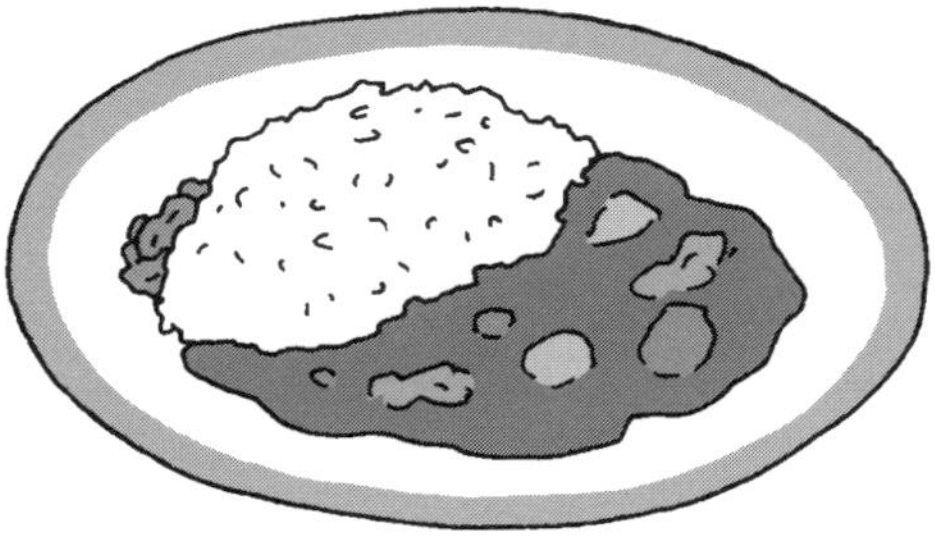

カレーライス

参考資料

歯の内部構造と、フロスや歯間ブラシの使い方の概要を紹介します。

歯の並びと構造

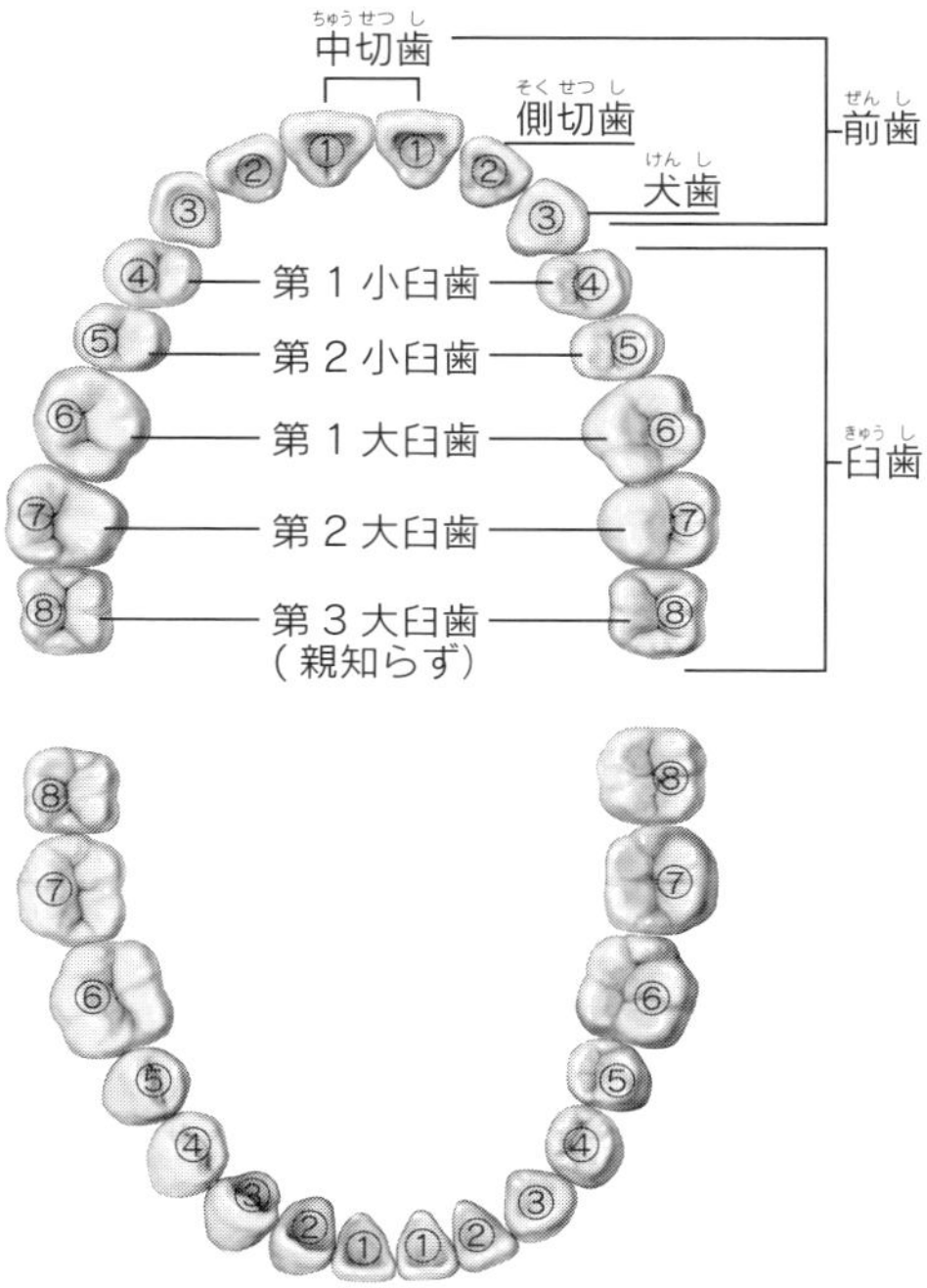

歯は記号で呼ばれる

永久歯は親知らずを含めて32本あります。歯科では「歯式」と呼ばれる番号（イラストに付けられた数字）が使われ、「左上４番」「右下５番」などと表現されます

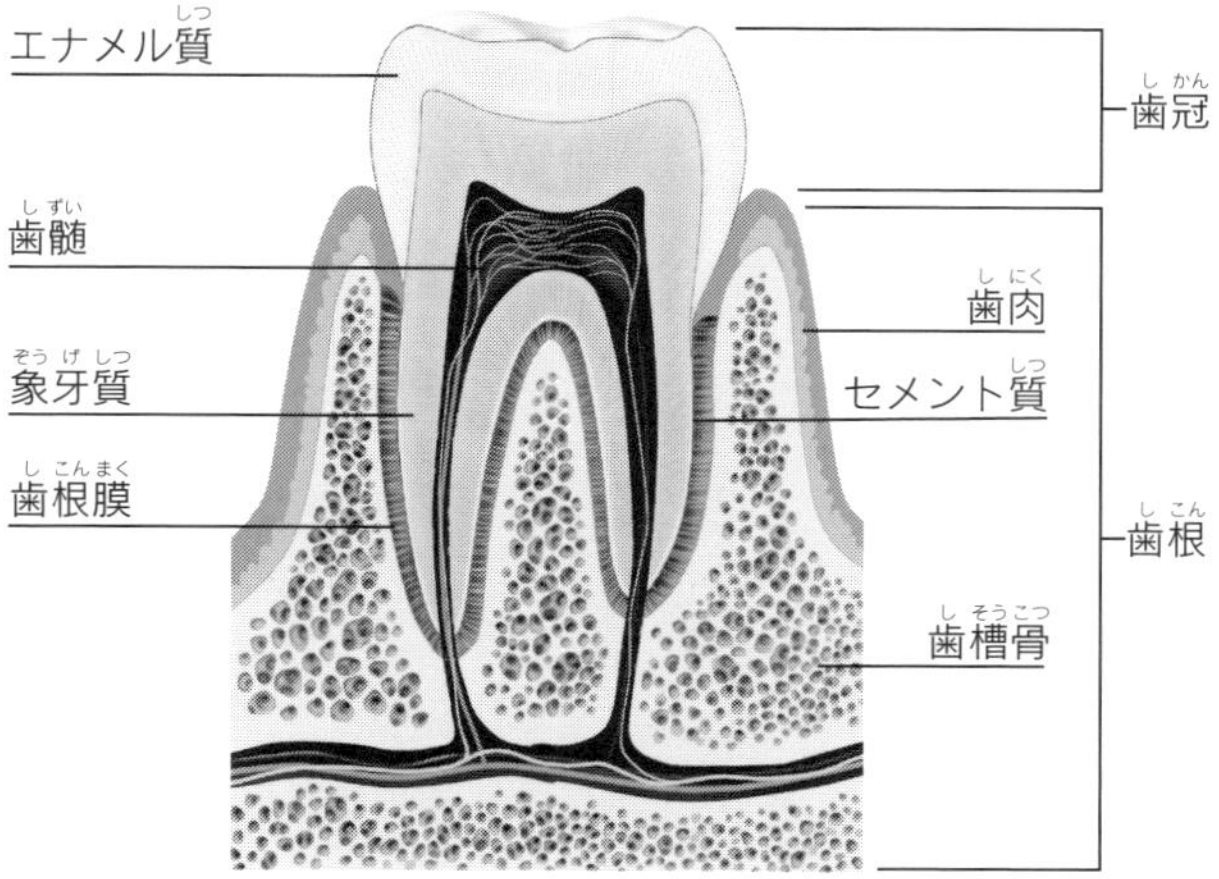

人体で最も硬い組織

歯のいちばん上にあるエナメル質は、人体の中で最も硬い組織です。虫歯になると、細菌が作り出す酸がこの部分から歯を徐々に蝕んでいきます

フロスと歯間ブラシの使い方

フロスの使い方

初心者でも扱いやすいホルダータイプの使い方を紹介します

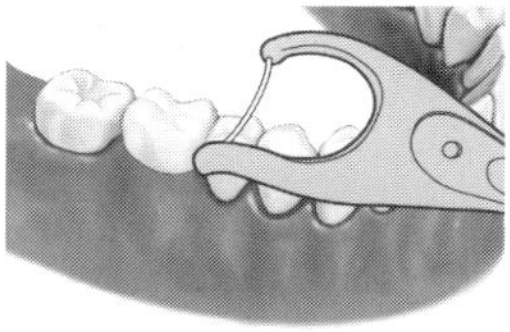

1
柄は短く持ち、前後や左右に動かしながら歯の間にゆっくりと入れます

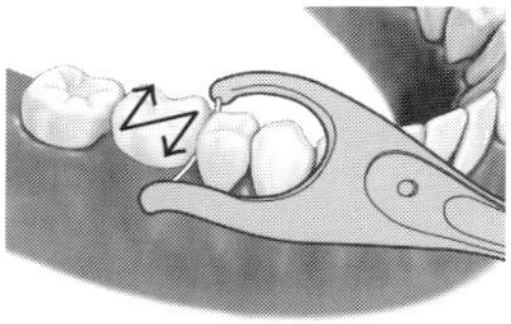

2
上下に動かして歯の間の汚れをこすり落とします

フロスには２種類ある

指に巻き付けて使うタイプ(「ロールタイプ」。「糸巻きタイプ」とも呼ばれる)と、柄のついた「ホルダータイプ」があります

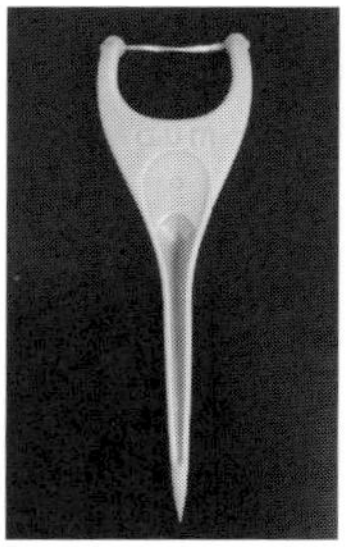

ホルダータイプ

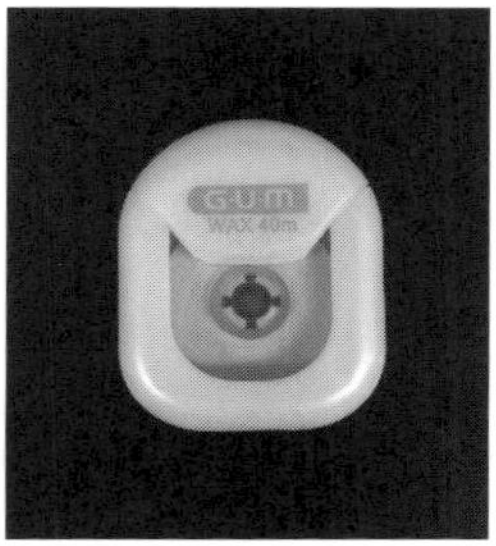

ロールタイプ

歯間ブラシの使い方

先端が金属製の場合は、歯肉を傷つけないよう十分注意します

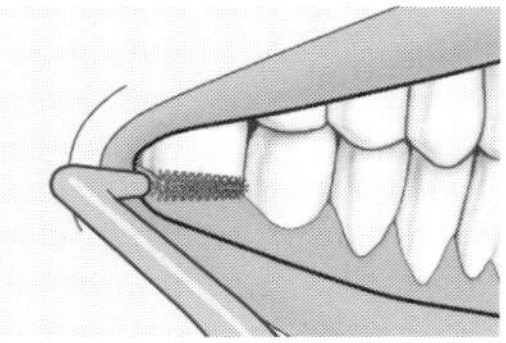

1
鏡を見ながら、歯と歯肉の隙間に先端をゆっくりと差し込みます

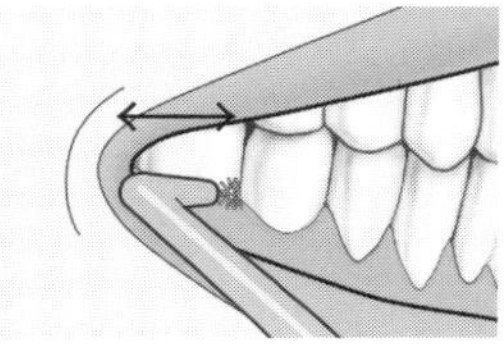

2
ゆっくり５回ほど前後に動かします。可能なら内側からも行います

歯間ブラシにはサイズがある

まっすぐな「I 字型」と先が曲がった「L 字型」があり、サイズもさまざまです。歯肉を傷つけないよう、自分に合うものを選びましょう

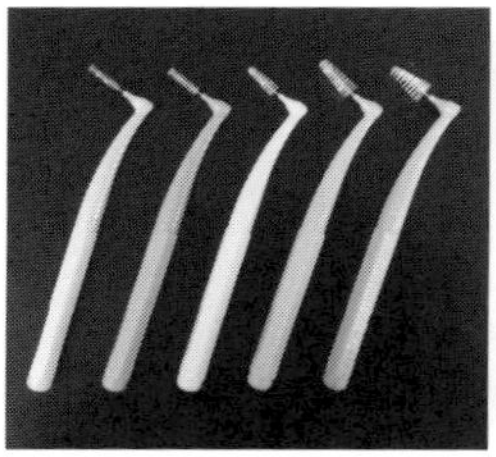

L 字型

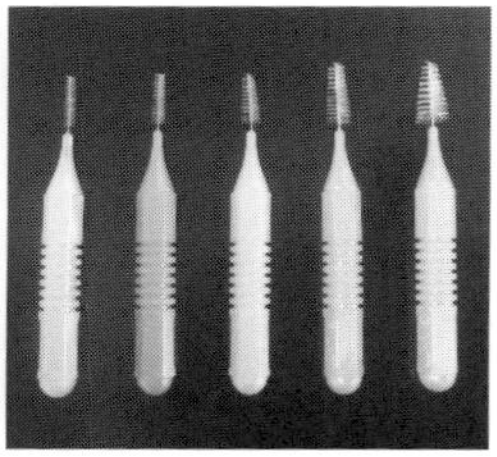

I 字型

COLUMN③

元気な高齢者こそ口腔ケアを

　私が静岡がんセンターに着任した２００６年当時、がんの手術を受ける人で80歳を超える人はほとんどいませんでした。当時の80歳以上の高齢者は、がん以外にも糖尿病や心不全、脳卒中などの疾患がある人がほとんどで、手術ができる状態ではなかったのです。

　ところが現在は、80歳以上でも手術を受けられる方が増えています。高齢のがん患者さんが増えたということもありますが、２００６年当時と比べて元気な方が多いのです。

　ただし、それは今の高齢者が若い人と同じくらい体力があるということではありません。手術を受けられるくらいの体力はありますが、老化によって「余力」はなくなっています。つまり、虚弱なのです。このような状態を「フレイル」と呼びます。「フレイル」な状態では、体力に余裕がないため、一見健康そうに見えても、手術や抗がん剤治療、あるいは副作用がきっかけで一気に全身状態が悪くなることがあります。ところが十分ながん治療をしなければ、回復は難しくなります。

　ですから、「フレイル」な状態にある患者さん、つまり一見元気に見える高齢の患者さんこそ、口腔ケアをはじめとした「支持療法」をしっかりと行い、治療による合併症の予防・軽減をはかることが重要になるのです。それが、標準的な治療を最後まで完遂することにつながります。

■制作スタッフ
装幀　谷口博俊［NEXT DOOR DESIGN］
本文デザイン　広田芳枝（REN デザイン研究所）
装画・本文イラスト　松本剛
メディカルイラスト　今崎和広
コラム・編集協力　ホシノミホ

■参考文献（刊行年順）

『看護技術』2006年12月号
静岡県立静岡がんセンター『がんよろず相談 Q&A　第３集　抗がん剤治療・放射線治療と食事編』2007年
浅井昌大、全田貞幹、大田洋二郎、田原信（編）『頭頸部がん化学放射線療法をサポートする口腔ケアと嚥下リハビリテーション』Oral Care、2009年
『がん看護』2010年７・８月号
『日本歯科医師会と国立がん研究センターによる医科歯科連携　講習会テキスト』2010年
＊その他、監修者や大田洋二郎作成の講演資料・各種パンフレットを適宜参照

■グラフ出典

【19ページ】
術後の傷に感染が起こった患者さんの割合：上野尚雄、大田洋二郎「周術期における口腔ケアの重要性」『麻酔』（2012）61:278
がん治療における通院治療の割合、がん治療のための入院日数の推移：百合草健圭志「がん治療と口腔ケア ―がん診療医科歯科連携事業 ―」（講演資料）を一部改変
【41ページ】
右のグラフ：Vissink, Arjan et. al. “Clinical management of salivary gland hypofunction and xerostomia in head-and-neck cancer patients: successes and barriers” *International Journal of Radiation Oncology Biology Physics* (2010) 78(4): 985
左のグラフ：Jensen, Siri Beier et.al. “Adjuvant chemotherapy in breast cancer patients induces temporary salivary gland hypofunction” *Oral Oncology* (2008) 44: 167

■謝辞
＊企画・編集にあたっては、大田洋二郎先生（前・静岡がんセンター歯科口腔外科部長）にご尽力いただきました。
＊第４章の70 ～73ページは川口美喜子先生（大妻女子大学教授）より助言をいただきました。

■**参考**：ケア用品の一例

がん治療中は、治療の影響で刺激に敏感になっています。
このため、治療前にしていたのと同じケアでは痛みを強く感じることがあります。
ケアに適した道具についてもう少し具体的に知っていただくため、
静岡がんセンターが、がん治療中の人のセルフケア用に
サンスター株式会社と共同開発したケアグッズを例にあげて補足しておきます。

バトラー #03S
コンパクトヘッドでブラシが超軟毛の歯ブラシです。
抗がん剤の影響を受けた粘膜でも傷つけにくく、
安心してブラッシングができ、
特に造血幹細胞移植を受ける人におすすめです。

バトラー スポンジブラシ
粘膜の汚れを落とすためにはスポンジブラシが有効です。
治療のため一時的にせよ絶飲食になると口腔乾燥がすすみますが、
唾液による洗浄作用が低下したときの口腔内の汚れには、
スポンジブラシによるケアが欠かせません。

上記では一例を挙げましたが、ドラッグストアや病院の売店に、
さまざまなメーカーの口腔ケアグッズがあります。
それぞれに特徴があり、味や質感に好みがありますので、
自分にあったケアグッズを見つけて、ぜひセルフケアに活かしてください。

たくさんあって迷う場合には、「低刺激」がコンセプトのグッズがおすすめです。
口腔乾燥や口が刺激に敏感になった人用に、
低刺激のケア用品が各メーカーから販売されていますので、探してみてください。

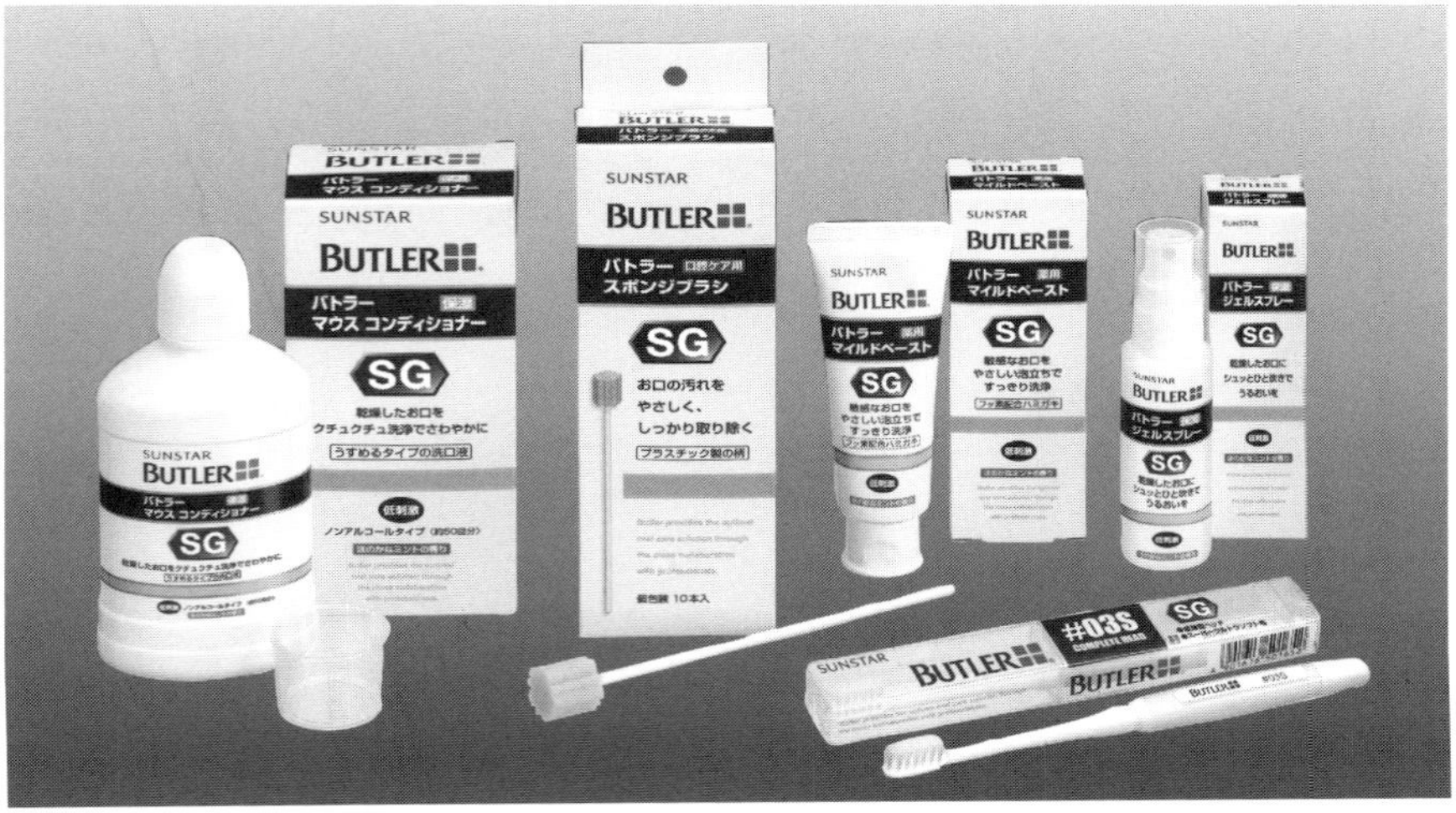

あとがき

がん治療における口腔ケアの必要性、そしてその方法についてご理解いただけたでしょうか。歯の並び方は一人ひとり異なっており、その人に適した道具やみがき方があります。歯科医に指導を受けたうえで本書を参考にしていただき、毎日の口腔ケアに役立てていただければと思います。

抗がん剤や放射線治療の影響による口内炎などの口のトラブルは、程度の差はあれ、ほぼすべての人に起こります。以前は口内炎ができてから対処をしていましたが、現在は「予防する」という考え方が主流になってきています。

もちろん、口内炎ができてからより、その前から対処をしたほうが、患者さんも痛い思いをしなくてすみます。口内炎ができたとしても、重症化は防げます。ところが以前は、予防に対しては保険が適用されませんでした。つまり保険を使っての予防的処置はできない状況でした。

しかし、手術の前後などの周術期に適切な口腔ケアを行うことで、肺炎などの術後合併症が減少したり、抗がん剤治療中の口内炎などが軽減されたり、さらには平均在院日数の短縮といった、さまざまなメリットを得られることが報告されてきました。そこでできたのが、「周術期口腔機能管理」という診療報酬制度です。保険制度の面からも、口腔ケアの充実が図られています。それだけ、がん治療における副作用の予防が重要視されているのです。

患者さんにとっては、治療前・治療後の口腔ケアが国民健康保険または社会保険を使ってできるようになった、ということになります。予防のぶんだけ必要な医療費が増えたように見えるかもしれませんが、副作用や合併症の治療には、もっと大きな費用がかかります。口腔ケアによって、小さなコストで大きなコストを減らすことが可能になるのです。

「がん治療の前には、歯のチェック」、これが当たり前となることで、患者さんにとっても、ご家族にとっても、治療時の負担が少しでも軽減されることを望みます。

最後になりましたが、制作に関わってくださったスタッフの方々と、本書の発案者である故・大田洋二郎先生に感謝いたします。

｜監修者｜百合草健圭志（ゆりくさ・たかし）
静岡県立静岡がんセンター歯科口腔外科部長。2002年に北海道大学歯学部を卒業後、2006年同大学院歯学研究科を修了（歯学博士）。静岡県立静岡がんセンターの歯科医師レジデントとなり、歯科口腔外科医長などを経て2014年より現職。専門は口腔支持療法、がん患者の歯科治療。がん患者さんが安心してかかりつけ歯科を受診できる社会を目指して、がん診療医科歯科連携をすすめている。

口腔《こうくう》ケアでがん治療《ちりょう》はグッと楽《らく》になる　健康ライブラリー

2016年８月17日　第１刷発行

監修者　百合草《ゆりくさ》健圭志《たかし》
発行者　鈴木　哲
発行所　株式会社講談社
東京都文京区音羽二丁目 12－21　郵便番号 112－8001
電話　編集　03-5395-3560
販売　03-5395-4415
業務　03-5395-3615
印刷所　慶昌堂印刷株式会社
製本所　株式会社若林製本工場

ISBN978-4-06-259851-4

N.D.C.497　79p　21cm